救急救命士国家試験対策
"なるほど納得"状況設定問題❷

胸痛・呼吸困難 完全マスター

編著

救急救命九州研修所　特任教授
健和会大手町病院救急科　顧問

畑中　哲生

ぱーそん書房

序　文

　　今回取り組むことになった主訴の1つである「胸痛」は、「腹痛」に比べれば
だいぶわかりやすい。それもそのはず、内臓痛の発生源となる臓器（大血管と
心臓）は胸部の真ん中にきちんと収まっている。腹部にある内臓痛の発生源の
ように身体の中のあちこちに迷走したりはしない。この比較的わかりやすい「胸
痛」の有無と、「呼吸困難」の有無との組み合わせによって、「胸痛」や「呼吸困
難」を主訴とする問題の多くが解決することになる。実際に取り組んでみて、
その様子を感じ取って頂きたい。
　　なお、第3弾（最終シリーズ）は「意識障害と心電図」である。

令和6年10月吉日

畑中　哲生

Step 0		
	———————	2

Step 1		
問 1	———————	6
問 2	———————	9
問 3	———————	13

Step 2		
問 1	———————	18
問 2	———————	22
問 3	———————	25

Step 3		
問 1	———————	32
問 2	———————	35
問 3	———————	38

Step 4		
問 1	———————	44
問 2	———————	48
問 3	———————	50
問 4	———————	52
問 5	———————	54
問 6	———————	58
問 7	———————	60
問 8	———————	64
問 9	———————	66
問10	———————	71
問11	———————	75
問12	———————	77
問13	———————	80
問14	———————	84
問15	———————	86
問16	———————	88
問17	———————	90
問18	———————	92
問19	———————	94
問20	———————	96

Step
0

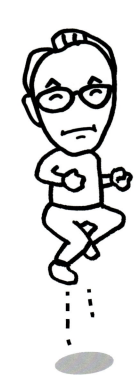

今回の攻撃目標となる主訴は「呼吸困難」と「胸痛」である。

　この２つは、国家試験の状況設定問題で登場する主訴としては腹痛に次いで多い。この傾向は傷病発生の実態を反映したものであろう。ある調査によれば、救急外来を受診した患者の主訴は、多い順に、腹痛、呼吸困難（咳嗽を含む）、胸痛であった。呼吸困難や胸痛はアナフィラキシーショックや過換気症候群などのように、全身性の疾患や心理的な問題として生じることもあるが、やはり胸部の臓器、すなわち心臓・大血管・肺の疾患に伴って出現することが多い。

　過去の出題を眺めてみると、呼吸困難の原因疾患として多いのは、心不全、慢性閉塞性肺疾患（chronic obstructive pulmonary disease；COPD）、肺血栓塞栓症、気管支喘息などである。呼吸困難を安直に呼吸器疾患に結びつけてしまわないような分別が必要である。

　胸痛は急性冠症候群が圧倒的に多く、しかもこれらのほとんどには明らかなST上昇が見て取れる心電図が添付されている。それ以外の胸痛の原因としては大動脈解離や胸膜炎、心筋炎などが出題されている。

　呼吸困難と胸痛は、これらが組み合わさって登場するか、あるいは単独で登場するかで以下のように分類すると、その原因疾患をかなり絞り込むことができる。

- **呼吸困難（単独）**
  - 心不全　　　　　　基本的には高齢者の疾患
  - COPD　　　　　　高齢者特有の疾患
  - 気管支喘息　　　　全年齢層でありうるが、若い人に多い

- **呼吸困難＋胸痛**
  - 自然気胸　　　　　青年層に多い（続発性自然気胸は高齢者）
  - 胸膜炎　　　　　　全年齢層
  - 心膜炎・心筋炎　　全年齢層

Step O

- **胸痛（単独）**

  急性冠症候群　　中高年以降　ほとんどの問題で ST 上昇の心電図添付

  大動脈解離　　　中高年以降　ほとんどの問題で胸痛＋背部痛

　上記三分類のどれにも当てはまらないのが肺血栓塞栓症である。肺血栓塞栓症では呼吸困難はほぼ必発といってよいが、胸痛を伴う場合もあれば伴わない場合もある。ただし、この疾患についての出題では、発症前のエピソードとして、いかにもそれらしい状況（長距離の旅行や手術後など）の記述があるので、取り組みやすい。

　胸痛を伴っている場合には、その痛みが体性痛か内臓痛かを見極めることが重要なのは腹痛の場合と同様である。幸いなことに、胸痛についてのこの見極めは比較的単純である。

1. 内臓痛

　「胸の中央部に感じる痛みは内臓痛」が大原則である。内臓痛なので、体動や呼吸運動、圧迫などでは痛みの強さは変化しない。内臓痛の発生源は心筋と大血管（大動脈、肺動脈）である。すなわち、胸部正中に、姿勢や呼吸とは無関係な痛みがあり、圧痛もなければ、その痛みは内臓痛であり、発生源は心臓、大動脈、肺動脈に絞り込むことができる。しかし、その先は厄介である。なぜなら、胸部の内臓痛の発生源が、これらの構造物のどれであるかを痛みの性状から判別することは非常に困難だからである。では、どうやって見分けるか？　これには、周辺状況が参考になる。傾向としては、

　a.　心筋梗塞

　心電図変化。問題のほとんどで ST 上昇の心電図が添付されている。

　b.　大動脈解離

- 背部痛がある、あるいは痛みが背部に移動する。
- その他、血圧が高い、臓器の虚血症状（一側の脳虚血など、血圧の左右差）がある、などが参考になる。

c. 肺血栓塞栓症

問題のほとんどでリスクの高い状況（長距離の移動、手術後など）が提示されている。また、呼吸困難を伴う。

2. 体性痛

体性痛の発生源は壁側胸膜と壁側心膜である（皮膚と筋・骨格系を除けば）。壁側胸膜から生じる体性痛は胸の左右どちらかの側に生じる。壁側心膜からの体性痛を生じる心筋炎・心膜炎では、その痛みを胸の真ん中に感じるので、上記の内臓痛との判別が問題になるが、体性痛であれば体動や呼吸運動に伴って痛みが変化するので見分けるのは難しくない。

胸痛や呼吸困難を主訴とする場合には、客観的指標、すなわち心電図モニターや酸素飽和度（SpO_2）、呼吸音によって臓器の動きや障害の有無を推定することができるのもありがたい。特に胸痛が単独の主訴である場合は、傷病者の所見を無視して、事実上、心電図診断だけを問うている問題が非常に多い。これは、腹痛を主訴とする場合とは対照的である（腹痛の原因となっている臓器では、その動きや障害程度を客観的に知るすべがほとんどなかった）。

以下の Step では、呼吸困難が単独の主訴である場合、呼吸困難に胸痛を伴う場合、および胸痛が単独の主訴である場合について、それぞれ少数ずつ取り上げ、最後にさまざまな問題をごちゃ混ぜにして取り扱う。

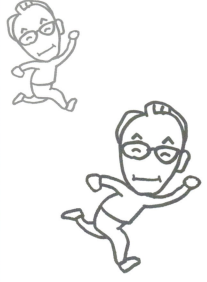
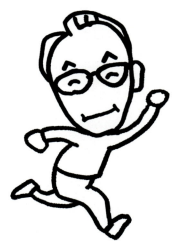

STEP 1

まずは呼吸困難があるが、胸痛のない問題を数問。Step 0で述べたように、まっ先に疑うべきは心不全、COPD、気管支喘息である。

問 1-1

28歳の男性。呼吸が苦しいとのことで家族が救急要請した。

救急隊到着時観察所見：意識JCS 1。呼吸数32／分。脈拍100／分。血圧150／80 mmHg。SpO$_2$値88％。

坐位で息が苦しいと訴える。聴診では両側胸部で連続性ラ音が聴取され呼気の延長が認められる。既往症として、幼少期はたびたび呼吸困難の発作があったとのことであった。

この傷病者の疾病として最も考えられるのはどれか。1つ選べ（第46回C-4）。

1. 気　胸
2. 気管支喘息
3. 急性喉頭蓋炎
4. 肺血栓塞栓症
5. 過換気症候群

「胸痛を伴わ̇な̇い̇呼吸困難」なので、心不全、COPD、気管支喘息のどれかである。このうち、心不全とCOPDは28歳ではあり得ない（なんらかの先天性疾患がない限り）。気管支喘息なら、両側胸部の連続性ラ音、呼気延長、幼少期の頻回の発作、坐位のすべてが説明できる。

ということで、この傷病者の疾患として最も考えられるのはどれか。

1．気　胸

片側の体性痛で発症し、その後に呼吸困難が現れる。肺が萎むにつれて患側では無気肺のために連側性ラ音が認められることもあるが、そこまで進行した段階では、呼吸音の左右差がはっきりしているはず。

2．気管支喘息：正解

この傷病者のように吸気よりも呼気が強く障害されるので、呼気時のラ音と呼気の延長が認められる。SpO$_2$（正常値は96〜98％）が88％というのはかなりの重症であり、緊急の対応が必要な状態である。

3. 急性喉頭蓋炎

　喉頭、すなわち上気道の病変(狭窄)なので、異常呼吸音が聴こえるとすれば吸気時(頸部で最強となる)の狭窄音であり、連続性ラ音ではない。また、延長するのは吸気時間である。

4. 肺血栓塞栓症

　両側のラ音や呼気の延長は認められない。

5. 過換気症候群

　バイタルサインの軽度の異常が認められてもよいが、SpO_2が下がるのはおかしい。

　さすがにC問題らしく、原因疾患にたどり着くのは難しくない。しかし、その他の問題のほとんどでは、その疾患の病態や対応が問われる。それに備えて、気管支喘息の病態について1点だけ確認しておこう。

　「胸痛を伴わない呼吸困難」トリオである気管支喘息、COPD、心不全(重症)

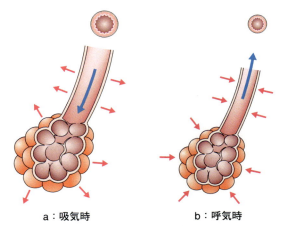

図1　吸気時と呼気時
a：胸腔内の陰圧によって肺胞も気管支も拡がる。
b：特に努力性の呼吸では胸腔内の陽圧によって肺胞も気管支も縮む。

では、いずれも気管支内腔の狭窄が起こる。そのため、気管支内の空気の流れが障害される（気道抵抗が上昇する）が、その障害は吸気時よりも呼気時に強くなる。なぜか？

　吸気は胸腔内が陰圧になるから起こる。陰圧が肺胞を周囲から引き広げるからである。この陰圧は、同じく胸腔内にある気管支にも働くから、気管支も周囲から引き広げられて、狭窄は多少マシになる。しかし、呼気時には陰圧が弱まるので、気管支の内腔は吸気時より狭くなる。さらに傷病者が努力呼吸をする（腹圧を上げて、いきむように息を吐く）と、胸腔内圧が陽圧になって気管支の狭窄はますますひどくなる。つまり、下気道の狭窄では、吸気時よりも呼気時に障害が強く出る。ラ音など異常呼吸音も呼気時に強くなる。上気道の狭窄（喉頭浮腫や異物による狭窄）では、この関係が逆になる（図1参照）。

Step 1

問 1-2

　60歳の男性。高血圧症の治療中であった。就寝中に突然、呼吸困難をきたしたため、家族が救急要請した。

　救急隊到着時観察所見：意識清明。呼吸数28/分。脈拍104/分、整。血圧210/124mmHg。ベッド上に座っており全身の発汗が著明である。呼気時喘鳴を聴取する。

　この傷病者の病態で考えられるのはどれか。1つ選べ(第40回D-16)。

　　　　　　1. 前負荷の低下
　　　　　　2. 右房圧の低下
　　　　　　3. 後負荷の増大
　　　　　　4. 1回拍出量の増大
　　　　　　5. 副交感神経の緊張

　またしても、「胸痛を伴わない呼吸困難」である。心不全、COPD、気管支喘息のどれかが疑わしい。

　就寝中の発症で、血圧は非常に高く、呼気時喘鳴を伴う呼吸困難がある。これらは典型的な高血圧性心不全の特徴である。高血圧性心不全とは、何ヵ月も何年も続く高血圧を背景として進行する心不全であり、虚血性心疾患による心不全、およびCOPDに伴う心不全(肺性心)と並んで心不全の三大原因である。

　ということで、原因疾患にたどり着くのは難しくないが、ここで問われているのは、その病態生理である。

　慢性的に血圧が高い状況では、左心室は強い収縮を余儀なくされる(左心室の後負荷が高い)。例えて言えば、左心室の心筋は毎日、100kgのベンチプレスをさせられているようなものである。このような状況が何年も続くと、左心室筋はマッチョ(左室肥大)になる。マッチョというと聞こえはよいが、心筋の拡張能が失われるという問題が起こる。心筋がしなやかに伸びなくなるので、拡張期に心室の血液充満が不十分になって、心拍出量が低下する。

　その対抗策として、身体は前負荷(循環血液量)を増加させることによって心拍出量を維持しようとするが、往々にしてこの対抗策の度が過ぎて、前負荷が

9

慢性的に高い状態となる。すなわち、高血圧の傷病者では、日常的に高い後負荷（心拍出を妨げる）と、高い前負荷（心拍出を後押しする）とがバランスをとった状態にある。このような傷病者が就寝（横臥）すると、下半身の血液が心臓に集まるので前負荷がますます高まる。さらに1～2時間もすると、昼間は下肢のむくみ（浮腫）として組織に漏れ出していた水分が血管内に戻るため、それでなくても高くなっている前負荷がさらに高まる。前負荷が、ある一定の限界を超えて高まると、心機能は却って低下することになる。すなわち心不全と、それに伴う呼吸困難が発生する。このように心不全の多くは就寝（横臥）をきっかけとして急性増悪することが多い。これを発作性夜間呼吸困難症と呼ぶ。

睡眠中に息が苦しくなって目覚めれば、だれでも本能的に起き上がる。結果的には、このことが幸いして、呼吸は多少なりとも楽になる。心臓の位置が下半身より高くなったために、（ありがたいことに）血液が下半身にうっ滞（静脈還流が低下）して、寝ているときには高過ぎだった心臓の前負荷が多少は下がるからである。これに伴って心拍出量もそれなりに増加し、症状も和らぐ。

　静脈還流を低下させて症状を和らげるための、もう1つの方法が陽圧換気である。例えばBVM（バッグ・バルブ・マスク）で補助呼吸を行えば、平均胸腔内圧も多少は高くなるので、静脈還流が低下して心拍出量の増加が期待できる。だから、心不全が疑われる傷病者では、少しでも必要性を感じたら積極的に補助呼吸を行う姿勢が必要である。できれば呼気終末にも陽圧をかけておく（positive end expiratory pressure；PEEP）のがよいのだが、これには特殊な器具や人工呼吸器が必要なので、病院前ではできない。
　呼気性喘鳴は下気道（気管・気管支）が狭窄していることを示唆する。下気道の狭窄をきたす三大疾患は、**心不全（心臓喘息）、COPD、気管支喘息**である。

胸痛を伴わない呼吸困難が出現する疾患＝下気道が狭窄する疾患

　心臓喘息とは、左心不全に伴う肺水腫が重症化して、あたかも気管支喘息のような症候を呈した場合に対する（やや古臭い）用語である。左心不全では肺

10

Step 1

うっ血のために肺水腫(肺胞の浮腫)が生じるが、これが進行すると、浮腫が気管支粘膜にまで及ぶ。さらに浮腫が刺激となって気管支平滑筋の攣縮が起こり、気管支ではまさに気管支喘息と同様な病態が生じるのである。

では、この傷病者の病態で考えられるのはどれか？

1．前負荷の低下

　前負荷は(過度に)増加している。

2．右房圧の低下

　右房圧は上昇している(前負荷の増加と同じ意味)。

3．後負荷の増大：正解

　心拍出量を増加させようとして交感神経が強く緊張している。それに伴う動脈の収縮によって血管抵抗が高くなり、血圧も上昇している。心臓はこの高い血圧(後負荷)に逆らって血液を拍出せざるを得ない苦しい状況に置かれている。

4．1回拍出量の増大

　心不全なので1回拍出量は低下している（血圧は高いが）。

5．副交感神経の緊張

　心拍出量を増加させようとして交感神経は緊張する。発汗はそのためである。手足はじっとりとして冷たいはずである。副交感神経の活動は抑制される。

- ショックっぽいのに血圧が不相応に高いときは、高血圧性心不全または大動脈解離を疑う。
- 心不全は就寝後の発症が多い。
- 肺水腫になると断続性ラ音を呈する。
- さらに重症では呼気時の連続性ラ音が加わる(気管支粘膜の浮腫による気管支内腔の狭窄による)。この状態を心臓喘息と呼ぶ。

- 前負荷の増加が過度になっている。
- 血圧（後負荷）は高いこと（高血圧性心不全）も、低いこと（心不全の末期）もある。
- 傷病者は本能的に坐位を好む。搬送体位も坐位がよい（前負荷が減少するため）。
- 積極的に補助呼吸を行う（これも前負荷を減少させる効果がある）。

Step 1

71歳の男性。慢性気管支炎で治療中である。最近元気がなく、2日前からつじつまの合わないことを言うようになり、家族が救急要請した。

救急隊到着時観察所見：意識 JCS 10。呼吸数 24/分。呼気性喘鳴あり。脈拍 112/分、整。血圧 132/80mmHg。SpO_2 値 85％。ばち指と樽状胸郭とを認める。フェイスマスクで酸素投与（4L/分）しながら搬送を開始したところ、しばらくして意識レベルの低下と呼吸数の減少とが認められた。

適切な対応はどれか。1つ選べ（第37回 D-14）。

1. 昏睡体位にする。
2. AED を装着する。
3. 酸素流量を増加する。
4. 補助換気を開始する。
5. エアウエイを挿入する。

「胸痛を伴わない呼吸困難」を呈する高齢者で、呼気性喘鳴、樽状胸郭とくれば、慢性閉塞性肺疾患（COPD）である。実際、この傷病者は慢性気管支炎の診断を受けている。

COPD は従来、肺気腫と慢性気管支炎に二分されていたが、現在では肺気腫と慢性気管支炎を区別せず、一括して COPD と捉えるのが一般的である。純粋な肺気腫（そのような病態が存在するとすれば）は肺胞の病変であり、純粋な慢性気管支炎は気管支の病変であるものの、ほとんど場合、肺気腫と慢性気管支炎は互いの病変を併せ持っているからである。この傷病者では気管支の病変が主体をなしていたので、一応の病名としては慢性気管支炎とされていたのであろう。

COPD は下気道の閉塞性疾患なので、主に呼気が障害されて呼気喘鳴が生じる。呼気が障害されるので、肺は常日頃から過膨張の状態となり、これが長年続くと、やがて胸郭自体が変形して、常に「胸が上がった」状

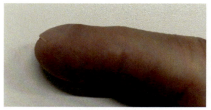

図2　ばち指

態となる。すなわち胸郭の前後径（胸板の厚さ）が増して、いわゆる樽状胸郭となる。

　ばち指（**図2**）は肺がん、肺線維症、チアノーゼ性心疾患などにみられることのある所見で、COPD単独の傷病者に認められることは稀である。この傷病者では隠れた肺がんがあるのかもしれない。

　この症例では、COPD治療中の傷病者がなんらかのきっかけ（上気道感染症？　肺炎？　単なる体調不良？）でCOPDの増悪をきたしたのであろう。救急隊到着の時点で既に意識レベルは低下しており、CO_2ナルコーシスになりかかった状態だと思われる。救急隊到着時のSpO_2が85%なので、4L/分の酸素投与は決して間違った対応ではないと思うが、残念ながら、この酸素投与がCO_2のさらなる貯留（高二酸化炭素血症）を促し（**補足1**）、意識レベルの低下と呼吸数減少（**補足2**）、つまりCO_2ナルコーシスを引き起こしてしまったのであろう。

　この状態を放置すれば、

　　　　「CO_2貯留⇨意識レベル・呼吸数の低下⇨CO_2貯留」

の悪循環が起こり、最終的には呼吸停止にまで至る。これを防ぐ手段は、補助呼吸で半ば強制的に換気量を増やすしかない。

　では、この傷病者に対して適切な対応はどれか？

1.　昏睡体位にする

　昏睡体位が有効なのは、上気道閉塞あるいは誤嚥のリスクがある場合である。この傷病者では高二酸化炭素血症による呼吸中枢の抑制が呼吸数減少の原因なのであって、上気道閉塞が原因ではないので、昏睡体位では解決しない。

2.　AEDを装着する

　VF（ventricular fibrillation, 心室細動）/VT（ventricular tachycardia, 心室頻拍）がひっ迫している状態ではないので、AEDの出番はない。

3.　酸素流量を増加する

　酸素投与を4L/分で開始した後のSpO_2はわからないが、とにかく酸素投与

では CO_2 貯留（高二酸化炭素血症）は解消できない。むしろ、高二酸化炭素血症を悪化させる（**補足1**）。

4. 補助換気を開始する：正解

   高二酸化炭素血症を改善できる唯一の対応である。

5. エアウエイを挿入する

   昏睡体位と同様、エアウエイは上気道閉塞に対してのみ有効な手段である。

- 慢性閉塞性肺疾患（COPD）とは、肺気腫と慢性気管支炎がさまざまな程度に混在する疾患である。
- 呼気性換気障害が病態の主体である。
- 高齢者の疾患である。
- なんらかの気道感染症をきっかけに急性増悪することがある。
- 慢性的に低酸素血症と高二酸化炭素血症がある。
- 高二酸化炭素血症は酸素投与により増悪する（補足1）。
- 高度な高二酸化炭素血症では意識レベルの低下や呼吸数減少をきたす（補足2）。

補足1

閉塞性換気障害のある傷病者に対して酸素投与を行うと、必然的に CO_2 の貯留を招く。その主要なメカニズムは大変にややこしいので省略するが、一言でいえば「酸素投与によって低酸素性肺血管収縮が障害され、換気血流比の不均等分布が強まる」からである。したがって、COPDだけでなく気管支喘息患者に対する酸素投与には慎重さが求められる。目標とすべき SpO_2 は疾患によって異なるが、主要なガイドラインによれば、COPDでは 90 ± 2%、気管支喘息では 94〜98% である。従来、COPDに対して酸素を投与すると二酸化炭素が貯留することのメカニズムとして、酸素や二酸化炭素に対する呼吸中枢の感受性が関与しているとされてきたが、現在ではこの考え方は否定的である。

補足 2

　CO_2 には全身麻酔作用がある。笑気（亜酸化窒素）は現代でも時々使用される全身麻酔薬であるが、CO_2 の麻酔作用も笑気と大差ない。正常な血中分圧（約40mmHg）では、われわれが「麻酔をかけられている」ことを自覚することはないが、COPD の急性増悪で二酸化炭素分圧がおおよそ 80mmHg を超えると、その麻酔作用が正体を現す。すなわち、意識レベルが低下する。著しい高二酸化炭素血症では呼吸中枢にも麻酔がかかって抑制されるので、呼吸数も減少する。

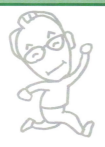
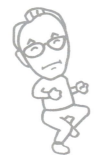
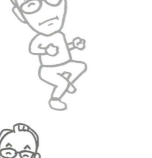
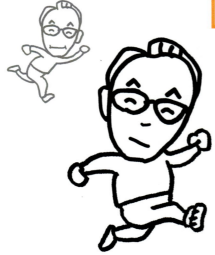

Step 2

呼吸困難＋胸痛

このステップでは、呼吸困難があり、かつ胸痛がある場合の問題に取り組む。この場合には自然気胸、胸膜炎、心膜炎・心筋炎を念頭に置く。

問 2-1

　20歳の男性。突然の息苦しさと右胸背部痛とを訴えて救急要請した。救急隊到着時観察所見：意識清明。呼吸数24/分。脈拍90/分、整。血圧130/80mmHg。体温36.0℃。SpO₂値92％。顔色良好。痩せ型である。頸静脈怒張は認めない。胸部聴診上、呼吸音は肺雑音はないが右で減弱している。触診上、皮下気腫を認めない。

　この傷病者で最も考えられる疾患はどれか。1つ選べ（第41回 C-7）。

1. 肺　炎
2. 肺結核
3. 自然気胸
4. 緊張性気胸
5. 肺血栓塞栓症

　呼吸困難と胸痛があるので、自然気胸、胸膜炎、心膜炎のどれかであろう。胸背部痛と聞くと、つい大動脈解離と思ってしまいそうだが、それにしては若過ぎる。20歳代の大動脈解離は、マルファン症候群や先天性心疾患がある場合を除けば、まずない。

　さらによくみると胸背部痛には「右」とある。左右一側に感じる痛みは、（胸部では）体性痛なので、大動脈解離（大動脈に由来する内臓痛を生じる）では話が合わない。さらに、そちら側で呼吸音が減弱している。これと、軽度の頻呼吸とSpO₂低下、痩せ型を組み合わせれば、正解として「3. 自然気胸」を選択するのは難しくない。

　自然気胸は臓側胸膜の直下生じた気嚢（ブレブという）が破れて発症する。外傷など、明らかな機転がないので「自然」気胸というが、実際には激しい咳嗽や吹奏楽演奏中、ダイビングなど胸腔内圧に影響を与えるような労作で起こることもあるので、純粋に「自然」とは言えないかもしれない（**図3**）。

　原因となる気嚢は思春期の急激な成長（特に身長の伸びに伴う胸郭の成長）に対して肺の成長が追いつかず、胸膜腔内の陰圧が強くなって生じるとの説がある。自然気胸が痩せ型で高身長の若年男性に多いこととも話が合う。このようにして生じた気嚢が破れて発症する自然気胸を原発性自然気胸と呼び、後天

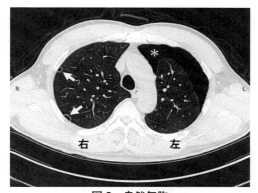

図3　自然気胸
左の自然気胸（＊部分）。右の肺には小さな半円形の気囊（ブレブ、矢印）が見える（2ヵ所）。将来、これらが破れて右側にも気胸を生じる可能性がある。

的な肺の病気、すなわちCOPDや肺炎などをベースにして発生する続発性自然気胸と区別する。原発性自然気胸は20〜30歳代にかけての男性に多いのに対し、続発性自然気胸はCOPDなどを発症する高齢男性に多い。

　この傷病者でもみられるように胸痛と呼吸困難は、ほぼ同時または呼吸困難がやや遅れて発生する。まず、気囊が破れると同時に鋭い胸痛（体性痛。後述）が生じる。胸痛が肩に放散することもある。胸痛は時間経過とともにやや軽快するが、痛みを感じる範囲は逆に広くなる。胸痛は吸気時に増悪するため、そのことが原因の1つとなって傷病者は呼吸困難を感じる。臓側胸膜の破損部位から少しずつ空気が漏れ出し、肺が萎んでいくにつれて実際の換気障害が進行すると、それに応じて呼吸困難も強くなる。肺が萎んで傷病者に呼吸困難が生じたとしても、聴診で呼吸音の左右差が確認できるとは限らない。**図3**のCTで示した程度に萎むまでの間は呼吸音の左右差を捉えるのは難しい。

　自然気胸は臓側胸膜が破れて発症する。その臓側胸膜には痛覚がない。にもかかわらず、自然気胸で痛み、しかも体性痛が生じるというのは話が合わない。この点は専門家の間でも永らくの謎であったが、最近になって有力な仮説が提唱された。すなわち、肺の表面（臓側胸膜の直下）にある気囊の内部にはヒスタミンやプロスタグランディンなど炎症を惹起する物質が含まれている。ちょ

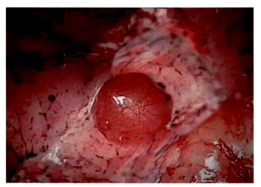

図4 胸腔鏡手術中の肺表面
臓側胸膜の直下にマメのように見えるのが気嚢（ブレブ）。内部に炎症を引き起こす物質が溜まっている。

うど、遠足でできた足のマメのように(図4)。気嚢が破れると、それらの物質が対面の壁側胸膜に付着して体性痛を生じるという。もっとも、このような「炎症性物質説」が既に専門家の共通認識になっているというわけでもない。しかし、理由はともあれ、自然気胸に伴う胸痛は、局在性が比較的明瞭な鋭い痛みで、深呼吸や咳嗽に伴って増強するという、典型的な体性痛であることは確かである。気嚢は肺尖部に発生することが多いので、気胸に伴う痛みも肺尖部、すなわち上胸部または上背部に多い。

では、この傷病者で最も考えられる疾患は何か

1. 肺炎

呼吸音の左右差は肺炎の影響と考えることもできるが、それにしては体温は正常で、咳嗽や喀痰があるとの記述もない。そもそも肺炎は基本的に高齢者または幼若小児の病気であり、胸痛が生じることも稀である。

2. 肺結核

徐々に進行・出現する咳、喀痰(血痰)、胸痛、発熱(微熱)、冷汗などであり、この傷病者にように痛みを伴って突発する病態ではない。

3. 自然気胸：正解

4. 緊張性気胸

　ショック徴候も頸静脈の怒張も皮下気腫もないので、病態はそこまで進展しているとは思えない。緊張性気胸は、外傷性の気胸には珍しくないが、自然気胸が緊張性にまで進展することは多くない(「Step 4-7」60頁参照)。

5. 肺血栓塞栓症

　気管・気管支を含む気道の異常は起こらないので、呼吸音の左右差は生じない。

- 原発性自然気胸は若年者に多い。男性は女性の7倍である。
- 続発性自然気胸は高齢者に多い。男性は女性の3倍である。
- 患側の体性痛を生じる。深呼吸で増悪する。

60歳の男性。5日前から運動時に息切れと胸痛とを感じていた。咳をすると胸痛が増強し、発熱も認めるようになった。本日呼吸困難が出現し、家族が救急要請した。

　救急隊到着時観察所見：意識 JCS 1。呼吸数 32/分。脈拍 110/分、整。血圧 110/84mmHg。体温 37.4℃。SpO₂ 値 92％。左側の呼吸音が減弱し、呼吸性に擦れ合うような雑音を聴取する。

　この傷病者における疼痛の発生場所はどこか。1つ選べ（第38回 D-19）。

1. 大動脈
2. 心　臓
3. 肺
4. 胸　膜
5. 肋　骨

　5日前は運動時の息切れだったものが、本日になって（おそらく安静時の）呼吸困難が生じている。数日をかけて徐々に進行してきた様子がうかがわれる。さらに胸痛もあるので、自然気胸、胸膜炎、心膜炎のどれかである。

　バイタルサインでは、頻呼吸があり、血圧はこの年齢にしては低く、それに応じるように頻脈が認められる。SpO₂ は低い。胸痛の場所は記載されていないが、「咳をすると増強する」というのだから、明らかに体性痛である。胸部の体性痛であれば、発生源は（皮膚や筋・骨格系を除けば）壁側胸膜か壁側心膜しかない。呼吸困難と胸部の体性痛があり、呼吸音に左右差がある。これらの点は「Step 2-1」の状況と同じであるから、自然気胸が候補に挙がる。しかし、「Step 2-1」と異なるのは、

　①発熱があり、感染症の存在が疑われる
　②呼吸性に擦れ合うような雑音を聴取する

の2点である。

　この点を考慮すると、胸膜に感染による炎症が起こっているというのが最も考えやすい。すなわち、胸膜炎である。「擦れ合うような雑音」というのは、実際に壁側胸膜と臓側胸膜が「擦れ合って」できる雑音である。胸膜が炎症を起こ

すと滲出液が出る。すると、その滲出液のせいで、本来あるべき漿液（ぬるぬるした潤滑材）が薄められて胸膜摩擦音が生じるのである。

では、この傷病者における疼痛の発生場所はどこか？

1. 大動脈

大動脈の病変で生じる痛みは内臓痛であり、胸のほぼ真ん中、あるいは背部（中央）に生じる。咳で増強することもない。呼吸音の左右差も生じない。

2. 心臓

心筋自体に生じる内臓痛なら咳で増強することはない。臓側心膜炎に生じる体性痛なら咳で増強してもよいが、呼吸音の左右差を説明できない。内臓痛にしても体性痛にしても、「呼吸性に擦れ合うような雑音」を説明できない。

3. 肺

肺自体に痛覚はないので、痛みは生じない。「胸膜」は「肺」の一部と考えてもよさそうだが、別に 4. 胸膜があるので、そちらを選ぶ。

4. 胸膜：正解

5. 肋骨

肋骨の病変では呼吸音の左右差や胸膜摩擦音は生じない。

胸膜炎では、胸膜の感染が進展するにつれて痛みが徐々に増強する。多くはウイルス性であり、胸の痛みに気づく何日か前に上気道症状があったかもしれない。一般的なウイルスの場合、侵入経路のほとんどは経気道であるので、まずは上気道にとりついて普通感冒のような症状を呈することが多い。発熱もなんらかの感染を示唆する。胸痛は、胸膜が強く刺激されるような状況、例えば咳嗽や深呼吸で強くなる。呼気時よりも吸気時に痛みが強まるのは、胸膜腔内が陰圧になるためである。

23

- 数日間かけて進行する病態では感染症を候補に挙げる。
- 呼吸や体動・姿勢によって変化する痛みは体性痛である。
- (胸部疾患で)体性痛を生じるのは胸膜炎・自然気胸と心膜炎である(皮膚、筋・骨格系以外)。

Step 2

問 2-3

35歳の女性。長距離の深夜バスを朝5時に下車した後に失神し、救急要請となった。

救急隊到着時観察所見：意識清明。呼吸数30/分。脈拍130/分。血圧90/50mmHg。体温36.5℃。SpO₂値90％。右下肢に腫脹を認めるが、発赤や熱感は認めない。現在は胸痛と呼吸困難とを訴えている。

この失神の原因を特徴づける情報はどれか。1つ選べ（第45回 D-22）。

1. 狭心症の既往
2. 痛みの移動の有無
3. 血圧の左右差の有無
4. 経口避妊薬の内服歴
5. 両側胸部でのラ音聴取

呼吸困難と胸痛がある。今までの法則に従えば、自然気胸、胸膜炎、心膜炎のどれかだということになる。発症は「深夜バスを下車した後」とあるので、比較的「突然に」発症したとみるのが自然であろう。では、上記の3疾患のうち、「突然に」発症するのはどれだろうか？　胸膜炎や心膜炎は感染症なので、「突然に」というのは話が合わない。発熱がないことも、失神するというのも腑に落ちない。自然気胸では「突然に」痛み（体性痛）を訴えても不思議ではないが、やはり失神とはつながらない。

ここで、「Step 0」で特殊な疾患として述べた、肺血栓塞栓症を思い出してほしい。肺血栓塞栓症では呼吸困難が必発であるが、胸痛を伴う場合と伴わない場合がある。なので、取り扱いが厄介そうだが、「長距離の深夜バスを下車した後」など、いかにも肺血栓塞栓症を疑うエピソードが添えられているのでわかりやすいともいえる。少なくとも国家試験に関する限り、肺血栓塞栓症を想定した設問では、必ず発症前のエピソードとして、それらしい状況の記述がある。すなわち、「国際線で帰国」や「退院後、在宅リハビリを開始した」など。今後は「地震の後、車中泊を続けていた」などが出てくるかもしれない。

この症例を肺血栓塞栓症と考えれば、「ショック徴候（＋失神）」も「右下肢の腫脹」も説明できる。

　では、この失神の原因（つまり、肺血栓塞栓症）を特徴づける情報はどれか？

1．狭心症の既往

　狭心症は冠動脈の（安定）粥状硬化が原因であり、肺血栓塞栓症とは関係がない。

2．痛みの移動の有無

　これは大動脈解離に伴う痛みの特徴である。

3．血圧の左右差の有無

　これも大動脈解離の一部にみられる所見である。

4．経口避妊薬の内服：正解

　経口避妊薬は女性ホルモンであるエストロゲンやプロゲステロンをさまざまな割合で含有する。これら女性ホルモンは一部の血液凝固因子を増加させることにより、血液凝固能を高める（血栓を生じやすくする…つまり「サラサラ系」の逆の作用がある）。妊娠可能な年代の女性では、経口避妊薬の服用により静脈血栓症を発症するリスクが3〜5倍になると言われている。

5．両側胸部でのラ音聴取

　肺血栓塞栓症では気道は障害されないのでラ音は生じない。

　ここで、肺血栓塞栓症が生じる状況、つまりリスクファクターを確認しておこう。

　肺血栓塞栓症では、静脈のどこかにできた血栓が剥がれ落ち、右心房⇨右心室を経て肺動脈に流れ込み、その先のどこかで塞栓を生じて発症する。この「静脈のどこか」の多くは下腿のヒラメ筋静脈である。この症例の右下肢の腫脹も、

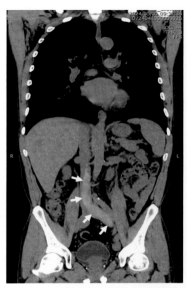

図5 左下腿から生じた非閉塞型浮遊血栓が総腸骨静脈から下大静脈の高さにまで成長している(このスライスでは総腸骨静脈より末梢部は見えていない)
この時点では深部静脈血栓症であり、肺血栓塞栓症にはなっていない。

おそらく右下腿の深部静脈血栓症のことであろう。初めは小さかった血栓が、ヒラメ筋静脈の静脈壁に根を下ろしたまま中枢方向に成長し、長いものでは先端が腹部下大静脈にまで達することもある。ちょうど港の岸壁に根を張った昆布が海中で揺れるように、血栓は静脈の内腔でゆらゆら揺れている。「非閉塞型浮遊血栓」という状態である。この時点では下腿の腫脹や圧痛以外には特に症候はない(**図5**)。実際、この圧痛を「ふくらはぎの肉離れ」と誤診されて、肺血栓塞栓症の診断が遅れたという症例もある。

このような状態になった人が、例えば「長距離の深夜バスから降車」して歩き始めると、下腿三頭筋が活動を始める。すると血栓の根本が静脈から剥がれ、錨を失った血栓全体が血流に乗って右心房⇒右心室へと進み、その先の肺動脈のどこかで塞栓となる。したがって、下腿で静脈血栓が生じやすい状況こそが、肺動脈血栓症のリスクファクターとなる。

▷経口避妊薬:上記のとおり、経口避妊薬は血液凝固を促進する。
▷妊娠:妊娠により血中エストロゲン濃度が急激に上昇し、血液凝固能も高ま

る。

▷脱水：血液がドロドロになる。血液濃縮により血液凝固因子の濃度も上昇する。

▷下腿の血流を滞らせるような状況

・妊娠・肥満：腹圧が高まるために、下肢の静脈還流が障害される（下肢のうっ血）。

・長時間の不動：下腿の筋肉を使わない時間が長引くと、血栓ができやすい。特に坐位では下腿のうっ血も血栓形成を助長する。

Point！

■肺血栓塞栓症では呼吸困難が必発である。

■低酸素血症も必発である（後述）。

■長時間の坐位などの後の歩行開始で発症するパターンが多い。

■死腔換気の増加により、頻呼吸・呼吸困難を生じる。

■リスクファクターとして以下のものがある。

・脱水・女性ホルモン製剤・妊娠など血液凝固を促進する状況

・手術、長時間旅行など長時間の不動

こぼれ話（知って得するかもしれない話、知っててソンはない話）

肺血栓塞栓症に伴う胸痛は、血栓が塞栓を起こした肺動脈の部位によって大いに異なる。内臓痛の場合もあれば、体性痛の場合もある！

大きな血栓が肺動脈の太い部分で塞栓した場合には、胸骨裏面に感じる内蔵痛が生じる。肺自体には痛覚はないので、肺に感じる痛みではなく、肺動脈に由来する血管痛である。例えば、左右どちらか一方の肺動脈の塞栓では、肺動脈の正常な（閉塞されていない）部分に右心室からの拍出が集中して、肺動脈の血圧が上がる。そのため肺動脈主幹部から対側の（正常な）肺動脈にかけての部分がパンパンに拡張して内蔵痛（血管痛）が生じるのである。胸の真ん中に感じる内臓痛なので、心筋梗塞で生じる典型的な絞扼感と区別できない。

肺動脈の太い部分の塞栓症では、塞栓部分より下流の肺の領域の血流が途絶

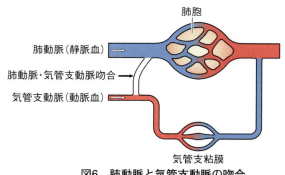

図6　肺動脈と気管支動脈の吻合

えるので肺梗塞が生じるように思える。ほかの臓器では、冠動脈の塞栓症⇨心筋梗塞、脳動脈の塞栓症⇨脳梗塞のように、塞栓症と梗塞はほとんどセットで出現する。しかし、幸いなことに肺ではそうはならない。

　肺は肺動脈と気管支動脈（大動脈の枝、本物の動脈）によって二重に支配されているからである。肺動脈（肺胞を灌流する）と気管支動脈（気管支壁を灌流する）は、毛細血管のすぐ上流で互いに吻合している（**図6**）。通常、この吻合部分は閉じているが、肺動脈からの血流が途絶えてしばらくすると、この吻合部分が開通して、気管支動脈から（塞栓部より下流の）肺動脈に向かう血流が生じる。ありがたい話である。この血流量はわずかなものだが、ペラペラの肺胞壁（およびわずかながらの間質）を支えるには十分である。

　比較的小さな血栓が肺動脈の末梢部で塞栓した場合には、虚血に陥った肺の領域に面した部分の壁側胸膜に痛みを感じる。壁側胸膜に由来する痛みだから体性痛である。太い部分の塞栓症と異なり、末梢部の塞栓症では肺梗塞になりやすいからである。なぜか？　これにも（肺を梗塞から守ってくれるありがたい存在であるはずの）気管支動脈－肺動脈吻合が絡んでいる。比較的小さな血栓は、幸か不幸か心拍出量に大した影響を与えないので、血圧も大きく低下することはない。その状態で塞栓部分より下流にある気管支動脈と肺動脈の吻合部分が開通すると、血圧の高い気管支動脈から、血流の途絶えた肺動脈に向かって大量の血液が流れ込むようになる。抱え切れないほどの血流を受けた肺胞の毛細血管はパンパンになって一部が破綻し、肺胞内に出血する。すると肺胞内

の血液に対する免疫反応(炎症)が引き起こされて、やがて肺胞が壊死する。その炎症は、近くの臓側胸膜を越えて、さらに壁側胸膜にまで波及して痛みを生じる。体性痛であるから、胸膜炎などと同様に場所が明瞭な鋭い痛みで、深呼吸や咳嗽によって増強する。もっとも、国家試験に限定すれば肺血栓塞栓症として出題されるのは、大きな血栓によってショックをきたしたような症例がほとんどだろう。

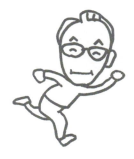

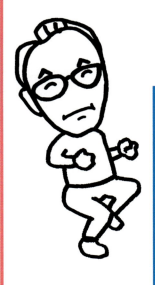

Step 3

胸痛（単独）

主訴が胸痛のみで、呼吸困難を伴わない場合には、急性冠症候群（急性心筋梗塞を含む）または大動脈解離を念頭に置く。いずれも前触れもなく突然に発生する。内臓痛であるから痛みの場所は身体の真ん中、つまり前胸部か背部である。

問 3-1

75歳の男性。夕食後、自宅でテレビをみているときに突然の前胸部痛が出現したため、妻が救急要請した。

救急隊到着時観察所見：意識清明。呼吸数12/分。脈拍56/分、整。血圧96/62mmHg。体温35.6℃。SpO_2値94％。顔面蒼白で、冷汗を認める。かかりつけ医で高血圧症と糖尿病を指摘されていたがそのままにしていた。12誘導心電図を下に示す。

この傷病者の疾患として考えられるのはどれか。2つ選べ（第44回 D-23）。

1. 自然気胸
2. 帯状疱疹
3. 急性冠症候群
4. 胸部大動脈解離
5. 特発性食道破裂

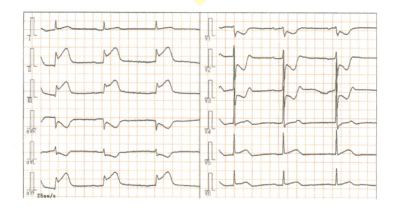

呼吸困難を伴わず、胸痛のみなので、急性冠症候群（心筋梗塞＋不安定狭心症）または大動脈解離が疑わしい。安静時に突然発症している点からも、これらの疾患が疑われる。血圧が低いこと、および顔面蒼白、冷汗からショックと判断すべきである。血圧が低い割に徐脈なのはなぜだろうか？

「前胸部痛」を胸部正中の痛みであると考えると、上記以外に心膜炎も考えら

れなくはない。しかし、心膜炎は感染症なので、その痛みは徐々に増悪してくるのであって、「突然」出現することは考えられない。発熱がない点からも感染症の可能性は低い。

12誘導心電図では、II、III、aVF誘導で明らかなST上昇が認められる。V_1～V_3誘導ではSTが低下している。このST低下をミラーイメージという。ミラーイメージとは、II、III、aVF（心臓を下から眺める）とほぼ逆方向（心臓を上から眺める）のV_1～V_3誘導では、STの変化が逆向き、すなわち下向き（ST低下）となって観察される現象のことである。この心電図は典型的な下壁梗塞である（「下壁」とか「前壁」と表現する場合は、いずれも「左心室の」という意味である）。

下壁梗塞は右冠動脈の閉塞によって生じる。右冠動脈は（左心室の）下壁だけでなく右心室の血流をも供給しているので、時に右室梗塞を合併する（右胸部誘導をとれば、合併の有無がはっきりするが、この心電図だけではよくわからない）。

右冠動脈は房室結節やヒス束の血流も担当している。したがって、下壁梗塞ではこれらの刺激伝導系が障害されて、徐脈や房室ブロックを起こすことがある。あるいは、刺激伝導系の障害とは無関係に、下壁梗塞で起こりやすいBezold-Jarish反射（「Step 4-20」99頁で詳述）という奇妙な反射のために徐脈になりやすいという特徴もある。上記の傷病者でも心拍数は56／分で、血圧が低い割には徐脈である。心電図も、よくみるとP波（II誘導とV_1、V_2誘導でかろうじて視認できる）とQRS波基始部の距離（PQ時間）が伸びているので、I度の房室ブロックである。房室結節における伝導が障害されている。さらにP波の形や大きさが明らかに異常であることは、房室結節に代わって心房のどこかがペースメーカーの役割を担う心房調律になっていることを疑わせる。

では、この傷病者で最も考えられる疾患ははどれか？

1. 自然気胸

体性痛を生じる。体性痛であるから胸の左右どちらかである（自然気胸の体性痛については「Step 2-1」18頁参照）。緊張性気胸に進展しない限り、ショックを呈することはない。

2. 帯状疱疹

皮膚を発生源とする体性痛を生じる。ショックにもならない。

3. 急性冠症候群：正解

右冠動脈の閉塞で生じた ST 上昇型心筋梗塞である。ST 上昇が認められる誘導や、徐脈になっている点から下壁梗塞（＋右室梗塞？）と判定できる。

4. 胸部大動脈解離

大動脈解離の場合、血圧は非常に高いか、極端に低い（ほぼ心停止）か、のどちらかである。

5. 特発性食道破裂

頻回の嘔吐に引き続いて発症するという点で、マロリー・ワイス症候群と同様である。

- 突然の胸痛で呼吸困難がないときには急性冠症候群か大動脈解離を疑う。
- 右冠動脈は（左心室の）下壁と右室、および房室結節・ヒス束を栄養する。
- 右冠動脈の閉塞ではⅡ、Ⅲ、aVF 誘導で ST 上昇が認められる。
- 右冠動脈の閉塞では徐脈になったり、房室伝導が障害されたりする。

Step 3

問 3-2

　73歳の男性。庭仕事中に突然前胸部痛を訴えた。痛みは背部にも広がり、冷汗も出てきたため家族が救急要請した。

　救急隊到着時観察所見：意識清明。呼吸数 24/分。脈拍 70/分、整。血圧 196/112mmHg。体温 36.2℃。SpO₂値 94％。心電図モニター波形を下に示す。その後、搬送中に意識レベルが低下し、右片麻痺が出現した。この疾患で観察される徴候はどれか。1つ選べ（第41回 D-25）。

　　　　1. 心膜摩擦音
　　　　2. 頸静脈怒張
　　　　3. 収縮期心雑音
　　　　4. 血圧の左右差
　　　　5. 呼吸音の左右差

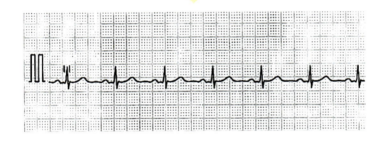

　バイタルサインでは、血圧が非常に高い点が気になる。冷汗が出てきたというのはショックを疑わせる所見だが、それにしては血圧が高過ぎる。このような場合、つまり直感的にはショックなのに血圧だけが異常に高い場合は、まず大動脈解離または（高血圧性）心不全を疑う。

　傷病者の訴えは、ここでも「突然の」「前胸部痛」である。（おそらく）胸の真ん中だから、内臓痛であろう（心膜炎に伴う体性痛を例外として、体性痛は常に胸の左右どちらかに生じる）。そうであれば、痛みの発生源は、心筋・大動脈・肺動脈のどれかである。痛みは背部にも広がっているという。やはり大動脈解離か。念のため心電図をみると、正常洞調律である。QRSの形も正常で、ST変化もない（もっとも、この心電図であれば心拍数は75を超えていなければな

らないので、脈拍数＝70/分と話が合わない。これは、まぁ愛嬌で済ませよう）。

　意識レベルの低下と右片麻痺は、左大脳半球の虚血を示唆する。大動脈解離では偽腔によって腕頭動脈や左総頸動脈（あるいは両方）の真腔（本来の動脈内腔）が閉塞して、それぞれ右大脳半球、左大脳半球の虚血をきたし、脳梗塞様の症状を呈することがある。この傷病者では左総頸動脈が狭窄ないし閉塞して、左大脳半球の虚血⇨右片麻痺という病態が生じているようだ。

　ということで、この病態は急性大動脈解離でよさそうである。設問は急性大動脈解離で出現しうる症候を問うている。

1.　心膜摩擦音

　これは心膜炎の所見である。心膜の炎症に伴って心膜腔に滲出液が溜まる。すると、本来、心膜腔にある漿液（ぬるぬるしていて潤滑剤として機能する）が薄められて、心拍に同期した摩擦音（壁側心膜と臓側心膜が擦れあう）を生ずる。心膜摩擦音は心膜炎の85％で出現するらしいが、心嚢液の貯留がひどくなると摩擦音も減弱・消失する。心膜炎のほとんどはウイルス感染であって、大動脈解離とは関係がない。

2.　頸静脈怒張

　（右）心不全、緊張性気胸、心タンポナーデなどで認められる所見である。このうち、心タンポナーデは大動脈解離の重要な合併症である。実際、大動脈解離の死因としては心タンポナーデが最も多い。しかし、血圧が高いことを考えると、現時点で心タンポナーデが生じているとは思えない。ただし、今後の心タンポナーデの発生には留意が必要である。

3.　収縮期心雑音

　収縮期には大動脈弁は開いて、僧帽弁は閉じる。その収縮期に心雑音が生じるのは、開いているはずの大動脈弁がきちんと開いていない（大動脈弁狭窄症）、あるいは閉じているはずの僧帽弁がきちんと閉じていない（僧帽弁閉鎖不全症）のどちらかである。大動脈解離で解離が大動脈基部に及んだ場合は、大動脈弁の弁輪がガバガバになって大動脈弁閉鎖不全が起こることがある（「Step 4-9」

66頁参照)が、この場合に心雑音が生じるのは拡張期(いったん大動脈に拍出された血液が、左心室に逆流する)であって、収縮期ではない。大動脈解離で僧帽弁閉鎖不全が起こることはないので、収縮期雑音は生じない(心筋梗塞では、合併症として乳頭筋の壊死(断裂)による僧帽弁閉鎖不全が起こることがある)。

4. 血圧の左右差：正解

　解離で生じた偽腔によって腕頭動脈(の真腔)が狭窄すれば、上肢で測定した血圧は左＞右となり、左鎖骨下動脈(の真腔)が狭窄すれば、左＜右となる。一般に、収縮期血圧に20mmHg以上の左右差があるときには、「血圧の左右差あり」として、動脈解離を疑う状況証拠になる。この傷病者では左大脳半球が虚血をきたしているので、左上肢の血圧が右上肢よりも低くなっているに違いない。ただし、大動脈解離における血圧の左右差は、有名な割には実際の出現率は20％程度である(「Step 4-9」参照)。

5. 呼吸音の左右差

　呼吸音の左右差が生じるのは、気胸・血胸、無気肺、気管支内腔の異物(喀痰・食物・腫瘍など)である。大動脈解離と直接の関連はない。

- ■ショックっぽいのに血圧が非常に高いときは大動脈解離または(高血圧性)心不全を疑う。
- ■大動脈解離の合併症。
    - ▷血管外への穿破
        - ・大動脈基部から ➡ 心タンポナーデ ➡ 血圧低下・奇脈
        - ・それ以外から ➡ 縦隔(時に胸膜腔)への大出血 ➡ CPA(心肺機能停止)
    - ▷大動脈の分枝(腕頭動脈、総頚動脈、腸間膜動脈など)の閉塞・狭窄
        - ➡ 血圧の左右差、脳虚血、腸管虚血
    - ▷大動脈弁閉鎖不全
        - ➡ 脈圧拡大、拡張期心雑音

> **問 3-3**　55歳の男性。会議中、胸痛が出現した。これまで胸痛は労作時に起こっていたが、安静時に出現したのは初めてのため、救急要請した。胸痛は30分続いたが、救急隊到着直前に消失し、本人は「治った」と言っていた。
> 　救急隊到着時観察所見：意識清明。呼吸数20/分。脈拍72/分、整。血圧132/62mmHg。体温36.2℃。SpO$_2$値98％。全身が冷汗で濡れている。
> 　最も考えられる疾患はどれか。1つ選べ（第39回 D-24）。
> 　　　　　　　1. 心膜炎
> 　　　　　　　2. 心筋炎
> 　　　　　　　3. 大動脈解離
> 　　　　　　　4. 安定狭心症
> 　　　　　　　5. 急性冠症候群

　呼吸困難を伴わず、胸痛のみなので、急性冠症候群（心筋梗塞＋不安定狭心症）または大動脈解離を念頭に置く。

　バイタルサインはまったく問題ないが、会議中、つまり安静時に近い状態での胸痛とは只事ではない。「全身が冷汗で濡れている」のは、胸痛に襲われていたときの冷や汗の名残りであろう。胸痛が生じたタイミングが「会議中」と明確に記述されているので、胸痛は突然に起こったと考えてよい。「これまで胸痛は労作時に起こっていた」というのは、安定狭心症があったということだろう。「胸痛は救急隊到着直前に消失した」のだから、狭心症と考えることもできるが、今回は安静時の発症なので、不安定狭心症として取り扱うべきである。

1.　**心膜炎**：感染が原因なので胸痛は徐々に出現する。多くは発熱を伴う。

2.　**心筋炎**：上記と同じ。心室性期外収縮や心房細動などの不整脈を伴うこともある。

3.　**大動脈解離**

　痛みが多少は軽減することはあっても、消失することはない。血圧は非常

に高い、または非常に低い（ほとんど心停止）のどちらかである。

4. **安定狭心症**：胸痛は従来の狭心発作と同じような状況・パターンで出現する。

5. **急性冠症候群**：正解

急性冠症候群の中の不安定狭心症である。

不安定狭心症は、「ほとんど心筋梗塞」である。だから急性冠症候群の1つに含めて考える。その発症機転も狭心症よりも心筋梗塞に近い。

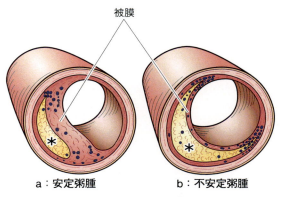

図7　安定粥腫と不安定粥腫
a：粥腫（＊）の被膜が厚く、破れにくい。
b：粥腫（＊）の被膜が薄く、破れやすい。

（安定）狭心症は冠動脈の安定粥腫が原因で起こる。「安定」という名のとおり、この粥腫の表面はしっかりとした被膜で覆われている（図7）。だから破れて中身がはみ出したりしない。粥腫によって内腔が狭くなっているので、たまに血栓形成が起こることはあるが、中身がはみ出したために起こる血栓形成よりもはるかにマシである。内腔が狭窄しているので、冠動脈の血流は障害されるが、それが狭心痛となって現れるのは、基本的には労作時、つまり心筋血流の需要が増加した場合のみである。狭心痛が現れればだれでも本能的に労作をやめるので、狭心痛はいずれ消失する。心筋梗塞になることもない。

これに対して、不安定粥腫の被膜は薄く、破れやすい。何かのきっかけで被膜が破れると、粥腫の中身がはみ出して、それが種となって急速に血栓が形成される。その血栓の、その後の行方によって、①ST上昇型心筋梗塞（ST-elevation myocardial infarction；STEMI）になるのか、②非ST上昇型心筋梗塞（non-ST-elevation myocardial infarction；NSTEMI）になるのか、はたまた③不安定狭心症になるのか、の運命が決まる。

　①粥腫が破れた部位にできた血栓が、その場で大きくなって、そのまま冠動脈を閉塞するとSTEMIになる。図8のように、血栓は心臓表面の比較的太い動脈で発生し、その場で冠動脈を塞いでいる。下流領域では血流が途絶えるため、心筋は全層にわたって梗塞に陥る「貫壁性心筋梗塞」となる。心電図上ではSTEMIである。

　一方、②冠動脈の血栓が大きくなるたびに、一部がちぎれ飛んでいくと、血栓が生じた（粥状硬化のある）部分では完全閉塞に至らず、血栓が下流部分、つまり冠動脈が細くなりながら心筋内に潜り込んでいる部分で塞栓症となる。これがNSTEMIである。図9のように、太い冠動脈で生じた血栓が、その場では成長せず、小さな破片となって下流の細い動脈（心筋の中に潜り込んでい

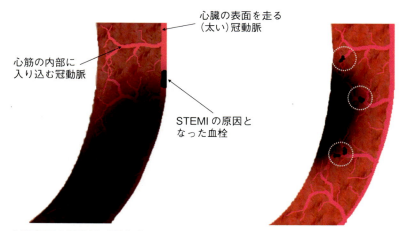

図8　心臓表面の冠動脈が閉塞するので、心筋は外膜側から内膜側まで壁を貫いて（貫壁性）梗塞になる
心電図上ではSTが上昇するのでSTEMIという。

図9　心筋内の冠動脈が小さな血栓で閉塞している
心筋の外膜側は梗塞にならないので非貫壁性梗塞になる。心電図上ではNSTEMIという。

る部分）のあちこちを塞いでいる。この場合、心筋は内膜側（心腔側）のみが梗塞に陥る「非貫壁性心筋梗塞」となる。心電図上では NSTEMI である。

　さらに、③このようなちぎれ飛んだ血栓が非常に小さい場合は、時間がたてば生体の線維素溶解系によって血栓の自然溶解が起こる。一時的に狭心痛が発生するが、心筋が壊死（梗塞）する前に血栓が解けて狭心痛も治まる。これが不安定狭心症であり、脳動脈の粥状硬化で起こる一過性脳虚血発作（transient ischemic attack；TIA）の心臓バージョンである。

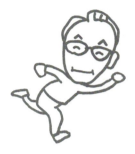
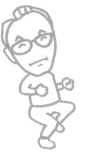
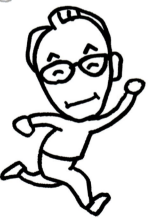

Step 4

ここまでは呼吸困難（単独）、呼吸困難＋胸痛、胸痛（単独）のそれぞれについて代表的な問題をみてきた。ここからは、種々の問題をごちゃ混ぜにして取り組んでみよう。

72歳の男性。退院翌日から在宅リハビリを開始したところ、突然、呼吸困難が出現したため救急要請された。

救急隊到着時観察所見：意識 JCS 2。呼吸数 30/分。脈拍 120/分、整。血圧 90/64mmHg。SpO_2 値 88%。両側呼吸音正常。右下肢の腫脹が認められる。最も考えられる疾病はどれか。1つ選べ（第39回 C-6）。

1. 気　胸
2. 気管支喘息
3. 急性喉頭蓋炎
4. 急性心筋梗塞
5. 肺血栓塞栓症

「胸痛を伴わない呼吸困難」なので、心不全、COPD、気管支喘息を疑いたいところである。しかし、そのどれにしても「両側呼吸音正常」が話に合わない。で、よくみると「退院翌日から在宅リハビリを開始したところ」とある。これは、「Step 2-3」(25頁)で述べたように、いかにも肺血栓塞栓症を疑わせるヒントである。そう考えれば、「右下肢の腫脹」(右下腿の血栓性静脈炎)、SpO_2 の低下、呼吸音正常、ショック徴候のすべてが納得できる。ということで、正解は 5. 肺血栓塞栓症である。

1. 気胸

呼吸困難や低酸素血症（SpO_2 低下）はあってもよいが、それらは胸部の鋭い体性痛（これは突然に生じる）の後、徐々に進行する。また、明らかな低酸素血症が出現する時点では呼吸音の左右差を認めることが多い。

2. 気管支喘息

これほどの低酸素血症を呈している段階では、呼気時の連続性ラ音や喘鳴があるはず。

3. 急性喉頭蓋炎

上気道の狭窄なので、これほどの低酸素血症を呈している段階では嗄声や吸気時の喘鳴があるはず。また、その前段階として、発熱・咽頭痛・嚥下困難があるのが普通。

4. 急性心筋梗塞

単独では、これほどの低酸素血症をきたすことは少ない。

5. 肺血栓塞栓症

発症前のエピソード、頻呼吸・呼吸困難、低酸素血症、呼吸音正常、右下肢の腫脹のすべてが説明できる。

この傷病者にもあるように、肺血栓塞栓症ではSpO_2の低下が必発である。悪いことに、ただ低いというだけでなく、酸素を投与してもあまり改善しないという特徴がある。これを理解するために、肺血栓塞栓症の呼吸生理をおさらいしよう。

極端な例として、右肺動脈が完全に塞栓した状態を考える。まず、極端な換気血流比の不均等分布が生じる。右肺の血流はゼロである。これ対して気管・気管支は正常なので、右肺には正常な換気がある。この右肺に吸い込まれた空気はガス交換にはまったく関与しない。吸った空気が、そのまま出ていくだけで、まったくの無駄になる。これを肺胞死腔(肺胞に届いてはいるが、実際にはなんの役にも立っていないという意味)という。

これを換気血流比で表現するとどうなるか？　換気血流比とは換気量(V)を血流量(Q)で割った値(V/Q)なので、右肺では分母であるQがゼロ。つまり著しく高くなっている(理論上は無限大)。一方、正常な左肺には、本来は右肺に流れるはずの血液も流れ込むので、(心臓が元気なら)通常の2倍の血流量がある。換気量が正常だとすると換気血流比は正常の半分しかない(V/Q = 0.5)。左肺の換気量は、左肺に流れ込む大量の血液に含まれる二酸化炭素を除

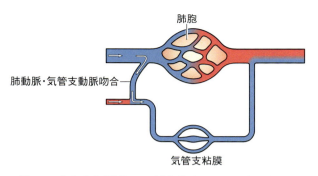

図10 そもそも（健常人でも）気管支動脈から気管支粘膜に流れた血液の多くは肺静脈から左心房に戻る（気管支静脈はあまり発達していない）
肺血栓塞栓症では肺動脈圧は高くなり、気管支動脈圧は低くなる。すると、肺動脈からの静脈血が吻合部を通って（肺胞を通らずに）気管支粘膜から肺静脈の動脈血に混じり込む。

去するには不十分なので、このままでは高二酸化炭素血症になってしまう。

しかし、この問題は傷病者が換気量を2倍にすればなんとかなる。傷病者は呼吸困難を感じるだろうが、換気量を2倍にすること自体はそれほど大変なことではない（特に運動選手でなくとも、健康成人であれば運動中の最大換気量は正常安静時の10倍以上に達する）。つまり、傷病者は呼吸困難（＋頻呼吸）を呈しながらも、$PaCO_2$（動脈血二酸化炭素分圧）はほぼ正常値を維持できる。

さらに、実際には次に述べるように低酸素血症が起こるので、これを解消しようとして換気量はさらに増加する。そのため、肺血栓塞栓症の傷病者の多くは、肺胞死腔の増加という CO_2 の排泄にとっては困難な状況があるにもかかわらず、それを打ち消してあまりあるほどに換気量が増大して、$PaCO_2$ は40mmHg以下となることがほとんどである。

PaO_2（動脈血液中の酸素分圧）の維持に関しては非常に困難な状況になる。最大の理由は、正常な方（塞栓が起こっていない方）の肺内シャントである。「Step 2-3」の「こぼれ話（知って得するかもしれない話、知っててソンはない話）」（28頁）でも述べたように、気管支動脈と肺動脈には吻合がある。普通、血圧は気管支動脈の方が肺動脈より高いので、吻合部を通じた血流が生じるとすると、気管支動脈から肺動脈に向かうはずである。

Step 4

　ところが、この症例のような大きな塞栓症が起こったときの正常な方の肺では、ショックによって血圧（＝気管支動脈圧）が下がっている。実際、この傷病者の血圧は 90/64mmHg である。気管支動脈の吻合部ではさらに低く、その部位の平均血圧は 40mmHg ということもある。

　一方、肺動脈では、右肺に向かうはずの血流までもが正常な左肺に集中しているので、いわゆる肺高血圧になっている。ひどい場合には平均肺動脈圧が 50mmHg を超える。そうすると、正常な側（左）の肺の気管支動脈・肺動脈吻合部では肺動脈から気管支動脈に向かう血流が生じることになる（図10）。つまり、本来は肺胞で酸素化される予定であった肺動脈血（これは静脈血である）が、肺胞に届く手前で吻合部に向きを変え、気管支動脈から気管支粘膜（ここでは酸素化は起こらない）を経由して肺静脈から左心房に戻る。つまり、肺動脈血の一部が酸素化されないまま左心房に戻る。肺内シャントである。これは厄介である。なぜなら、このシャント血液は肺胞を通らないのだから、酸素投与しようがしまいが、どす黒い静脈血のまま左心房・左心室経由で大動脈として拍出されるからである（気管支動脈からの血流のほとんどは、肺静脈を通って左心房に戻る……気管支静脈はあまり発達していない）。

　このように、肺血栓塞栓症では肺胞死腔（換気の割には血流が少な過ぎる＝換気血流比 V/Q が大き過ぎる）と肺内シャント（換気が少ないのに血流ばかりが目立つ＝換気血流比 V/Q が小さ過ぎる）が混在している。このような状態を「換気血流比の不均等分布」と呼ぶ。肺血栓塞栓症でガス交換が障害される最大の要因である。

問 4-2

30歳の男性。3日前からの胸痛が増悪するため救急要請した。

救急隊到着時観察所見：意識清明。呼吸数18/分。脈拍80/分、整。血圧120/80mmHg（右上肢）、118/82mmHg（左上肢）。体温37.8℃。SpO₂値98％。冷汗は認めない。両側呼吸音は正常。胸痛は右側胸部に認められ吸気時に増強する。

最も考えられる疾病はどれか。1つ選べ（第42回 D-22）。

1. 胸膜炎
2. 緊張性気胸
3. 肺血栓塞栓症
4. 急性心筋梗塞
5. 急性大動脈解離

バイタルサインには発熱以外の異常を認めない。呼吸困難を伴わない胸痛（単独）なので、急性冠症候群か大動脈解離を疑うべきところである。しかし、これらの致死的疾患は「突然に」発症するのが普通であり、「3日前から増悪する」というのは話に合わない。

しかも胸痛が「右側胸部」、「吸気時に増強」というのは、明らかに体性痛の特徴だから、どう考えても急性冠症候群や大動脈解離は否定的である。体性痛の発生源は壁側胸膜か壁側心膜のいずれかのはず（皮膚や筋・骨格系を除けば）で、かつ右側胸部だとすれば、右の壁側胸膜に由来する痛み、すなわち胸膜炎が強く疑われる。自然気胸でも片側性かつ吸気時に増強する体性痛を生じるが、その場合は、突然発生する痛みで始まり、その後、気胸が徐々に進行するにつれて呼吸音の左右差と呼吸困難を伴うようになるのが普通である。自然気胸に伴う体性痛については「Step 2-1」で述べた。

では、この傷病者で最も考えられる疾患は何か？

1. **胸膜炎：正解**

胸膜の炎症（多くはウイルス感染）により、壁側胸膜が刺激されて生じる体性痛なので、呼吸に伴って（特に吸気時に）増強する。この傷病者では呼吸音は正

48

常であるが、胸膜摩擦音が聴取されることもある。胸膜炎が重症化すると、滲出液が徐々に溜まって胸水となる。ここまで進行した段階では、胸膜摩擦音はもはや聴こえなくなり、患側の呼吸音が減弱する。

2. 緊張性気胸

「吸気時に増強する片側の胸痛」は自然気胸でも話が合う。しかし、この傷病者では発熱があること、痛みが増悪していること、3日も前の発症であるのに呼吸困難やSpO_2低下を伴っていないこと、および呼吸音に左右差がないことから、自然気胸は否定的である。まして、緊張性気胸を疑わせるような著しい呼吸困難やショック徴候はない。

3. 肺血栓塞栓症

肺血栓塞栓症では呼吸困難やショック徴候、SpO_2の低下がほぼ必発である。また、症状は突発性で、多くの場合（少なくとも国家試験に出題される場合には）長時間の旅行や入院後など、発症前にそれなりのエピソードがつきまとう。痛みは胸の中央に感じる内臓痛の場合と、片側に感じる体性痛の場合のいずれもがありうるが、「（何日にもわたって）増強する」ことはない。肺血栓塞栓症で生じる内臓痛と体性痛については「Step 2-3」の「こぼれ話（知って得するかもしれない話、知っててソンはない話）」（28頁）で述べた。

4. 急性心筋梗塞

急性心筋梗塞の痛みは「突発」「胸の中央」「呼吸や体動とは関連しない」のが普通であり、不整脈、頻脈・徐脈、血圧低下を伴うことが多い。

5. 急性大動脈解離

急性心筋梗塞と同様に、その痛みは「突発」「胸の中央（＋背部）」「呼吸や体動とは関連しない」である。血圧は非常に高い（血圧が高いからこそ動脈が解離した）または非常に低い（縦隔への出血や心タンポナーデ）かのどちらかで、血圧の高低にかかわらずショック徴候を伴う。

問 4-3

　82歳の男性。40年以上の喫煙歴がある。在宅酸素療法（2L/分）で日常生活を送っている。数日前から微熱が持続し喀痰が増えた。今朝から息苦しさが増し歩行もできなくなったので家族が救急要請した。

　救急隊到着時観察所見：意識 JCS 10。呼吸数 8/分。脈拍 120/分、整。血圧 180/92mmHg。体温 37.5℃。SpO_2値 90%。聴診で両肺に断続性ラ音を聴取する。救急隊の到着前に酸素流量を増量したと家族が言う。

　救急隊が行うべき対応はどれか。1つ選べ（第42回 C-3）。

　　　　1. 刺激して覚醒を促す。
　　　　2. 酸素吸入を中断する。
　　　　3. 酸素流量を 2L/分に減量する。
　　　　4. 酸素投与下に補助換気を行う。
　　　　5. リザーバー付き酸素マスクに変更する。

　在宅酸素療法が必要となる原疾患にはいろいろあるが、長期間の喫煙歴のある高齢者から推測すると、おそらく COPD であろう。微熱と喀痰、両肺の断続性ラ音は、この傷病者が肺炎を併発したために COPD が急性増悪したことをうかがわせる。SpO_2は、家族が酸素流量を増量したお陰かどうかはわからないが、とにかく適切な値（90 ± 2%）を維持できている。しかし、意識レベルは軽度低下しており、CO_2ナルコーシスにまで進展している可能性が高い。さて、どう対応するか？

1. 刺激して覚醒を促す

　よほど苦しいのであろう、脈拍数も血圧も高い。傷病者にとっては、これが十分過ぎるほどの刺激になっている。これ以上の刺激に意味があるとは思えない。

2. 酸素吸入を中断する

　SpO_2は最適値を維持できている。変更の必要はない。ちなみに、酸素投与をする際の SpO_2の目標値は、COPD では 90 ± 2%、気管支喘息では 94〜98% である。

Step 4

3. 酸素流量を 2L / 分に減量する：上記に同じ。

4. 酸素投与下に補助換気を行う

　CO_2 ナルコーシスになりかけていることを考えれば、補助換気は必須である。ただ、悩ましいのは、その際の酸素をどうするかである。BVM を使用中に酸素濃度を調整するのは事実上、不可能である。かといって酸素を流さずに空気だけで補助換気をするわけにもいかない。吸入酸素濃度が高過ぎてしまうことを覚悟のうえで、BVM を用いた補助換気を行うのしかないということで、これを**正解**とする。

5. リザーバー付き酸素マスクに変更する

　上記のように、補助換気は必須である。

40歳の男性。気管支喘息で数年来治療を続けていたが、数週間前に断薬。本日、呼吸困難をきたしたため家族が救急要請した。

救急隊到着時観察所見：意識清明。呼吸数28/分。SpO_2値90％。両側の胸部全体に喘鳴を聴取する。

この傷病者に認められる典型的な所見はどれか。1つ選べ（第44回D-10）。

1. 呼気時に肋間が陥凹する。
2. 吸気時に腹筋群が収縮する。
3. 呼気時に胸鎖乳突筋が収縮する。
4. 周期的に約10秒の無呼吸がある。
5. 口をすぼめて少しずつ息を吐いている。

気管支喘息の発作であることは明らかである。気管支喘息でSpO_2が90％というのは、かなりの重症である。意識清明というからには自発開眼はあるのだろうが、発語や歩行は無理という状態であろう。問われているのは、その時の呼吸様式である。

1. 呼気時に肋間が陥凹する

肋間や鎖骨上窩が陥凹するのは、胸腔内が強い陰圧になるからである。これは吸気障害を示す所見で、胸腔内が陰圧になる吸気時に生じる。

2. 吸気時に腹筋群が収縮する

腹筋群は呼気時の呼吸補助筋である。腹筋を緊張させて「きばる」ことによって腹圧を上げて呼気を促す。したがって、収縮するのは呼気時である。

3. 呼気時に胸鎖乳突筋が収縮する

胸鎖乳突筋は吸気時の呼吸補助筋なので、吸気時に収縮する。

4. 周期的に約10秒の無呼吸がある

チェーン・ストークス呼吸を念頭に置いた設問か？　とにかく違う。

Step 4

5. 口をすぼめて少しずつ息を吐いている：正解

　いわゆる口すぼめ呼吸であり、COPD や気管支喘息の傷病者が、呼気を少しでも楽にしようとして本能的に獲得する技である。口をすぼめると楽になるのはなぜか？　救急救命士標準テキストには「末梢気道の狭窄を少しでも軽減するために、口笛を吹くようにして、少しずつ息を吐き出す呼吸である」との説明がある。

　確かにそのとおりなのだが、口をすぼめることと、気道狭窄の軽減の関係が頭の中ですっきりとつながる人は少ないのではないかと思う。その説明の 1 つは、「空気や水には、速く流れるほど圧力が下がるという癖がある」である。これをベルヌーイの定理という。ベルヌーイ（18 世紀スイスの数学者）がこんな定理を考え出したせいで、喘息の傷病者が頑張って呼気の流速が上がれば上がるほど、気管支内の圧力が下がって狭窄がますます強くなるという皮肉なことが起こる。

53

問 4-5

20歳の女性。10日前から発熱、関節痛および下痢があったが様子をみていた。1日前から胸内苦悶と呼吸困難があり、徐々に増悪するため救急要請した。

救急隊到着時観察所見：意識清明。呼吸数 42/分。脈拍 78/分、整。収縮期血圧 50 mmHg（触診）。体温 37.8℃。SpO$_2$ 値 78%。胸部に断続性ラ音を聴取する。皮膚冷感とチアノーゼを認める。心電図モニター波形を下に示す。

この傷病者で認められる病態はどれか。1つ選べ（第 43 回 D-14）。

1. 右心房圧低下
2. 心収縮力低下
3. 循環血液量減少
4. 全身血管抵抗低下
5. 左心室拡張末期容量低下

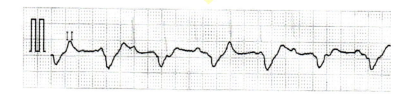

　若年者がこれほど重篤なショック（極端な低血圧、皮膚冷感）を起こすというのは珍しい。心電図をパッと見ただけでワイド QRS が目につく。心室内の刺激伝導系が障害されていることを示している。ただごとではない。断続性ラ音というのは左心不全・肺水腫のことであろう。

　胸痛（胸内苦悶）を伴う呼吸困難なので、自然気胸、胸膜炎、心膜炎・心筋炎が怪しい。ショック徴候と心電図異常がいずれも重篤なことから、心筋自体が強く傷害されていると思われる。となると特に心筋炎が怪しい。自然気胸が進展して緊張性気胸になった場合でもショックを起こすだろうが、緊張性気胸は心室内の刺激伝導が障害されるような直接的な心筋障害を起こすことはなく、通常は洞性頻脈となる。

　10日前からの発熱、関節痛、下痢はなんらかのウイルス感染（例えばインフルエンザ）だったのだろう。運悪く、そのウイルスの一部が心筋に巣をつくっ

て現在の状況に至ったと考えれば話が合う。

つまり、この傷病者の病態は、心筋（刺激伝導系を含む）の障害による心原性ショックである。言うまでもなく、その大もとの原因は心筋炎（おそらくウイルス性）である。

1. **右心房圧低下**

循環血液量減少性ショックや血液分布異常性ショックの徴候である。

2. **心収縮力低下：正解**

3. **循環血液量減少**

「1. 右心房圧低下」と同様の意味合いである。

4. **全身血管抵抗低下**

神経原性ショック（＋血液分布異常性ショックの一部）を除き、ショックの多くでは全身血管抵抗は増加する。

5. **左心室拡張末期容量低下**

「1. 右心房圧低下」とほぼ同様の意味合いである。ただし、肺血栓塞栓症では右心房圧は上昇し、左室拡張末期容量は低下する。右心系と左心系の間、つまり肺動脈で糞詰まりが起こっているからである。

図11の心電図はⅢ度（完全）房室ブロックである。

矢印（11個）はP波を示す。このうち3ヵ所ある点線矢印の部分がP波だというのは、いかにもこじつけのようであるが、そう考えれば、すべての矢印が

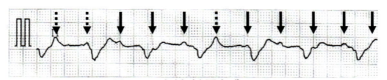

図11　Ⅲ度（完全）房室ブロック

整列して話が合う。幅広で下向きの QRS は P 波とは無関係に、これはこれで規則的に出現している。この QRS 同士の間隔は約 3.8 目盛り（大きな目盛り）なので、300 ÷ 3.8 ＝ 78.9 となり、脈拍 78/ 分と合致する。

　Ⅲ度房室ブロックはヒス束の伝導が消失したときに生じる。上流、つまり心房・房室結節からの電気的刺激がここで途絶えるので心室にはつながらない。それより上にある心房は、そんな事態が起こっているとは知らないので、いつものペース（この場合は約 136/ 分で、いつもよりはだいぶ速いが）で収縮して、規則的な P 波が生じる。

　心房・房室結節からの刺激が心室には届かないのだから、心室はまったく動かない、つまり QRS 波（心室収縮）はなくなるかというとそうではない。洞結節から脚を経てプルキンエ線維に至るまでの刺激伝導系には、すべての場所に自動能がある。ただし、刺激伝導系では下流に行くほど、それぞれの部位がもっている本来のペースがゆっくりである。健常時には最もせっかちな洞結節のペースに合わせているが、この刺激が途絶えると、まだ生き残っている部分（例えば脚）が独自の自動能を発揮して、多少はゆっくりながらも規則的な刺激が起こり、この心電図にあるような QRS 波が生じる。このような下流部分の自動能のおかげで生じている QRS 波（心室収縮）のリズムを補充調律という。

　ヒス束は刺激伝導系の中で最も頑丈な部分である。ヒス束は、心室中隔に至ったところで 3 本の脚（左脚 2 本＋右脚 1 本）に分かれる。逆から見れば、ヒス束とは脚 3 本をまとめたものであり、だから頑丈なのは当然である。Ⅲ度房室ブロックとは、この頑丈なはずのヒス束が障害されて起こるのだから、かなり重大なことが起こっていることになる。この「重大なこと」の中には、心筋の壊死（心筋梗塞）や高度の電解質異常などとともに、本傷病者のような心筋炎が含まれる。

　Ⅲ度房室ブロックでヒス束の障害の原因となっている病態が進行すると、補充調律（つまり QRS）のペースは徐々に遅くなり、いずれ完全な心停止に至るかもしれない。その根本的な治療は、もちろんヒス束障害の原因となっている心筋梗塞とか電解質異常、（本症例では）心筋炎を治すことだが、それには時間

Step 4

がかかる。したがって、この傷病者に病着後、直ちに必要なのは体外ペーシングである。病院内での体外ペーシングの準備を少しでもスムーズにするためにも、病院前でⅢ度房室ブロックをみた場合には、その情報を確実に病院に連絡してほしい。

問 4-6

75歳の女性。心疾患で内服治療中である。朝から調子が悪かったが、夜になり呼吸困難が出現したため家族が救急要請した。

救救急隊到着時観察所見：意識 JCS 3。呼吸数 36/分。脈拍 120/分、整。血圧 150/100mmHg。SpO₂値 86％。全肺に断続性ラ音を聴取する。

この病態に特徴的なのはどれか。1つ選べ（第 42 回 C-4）。

1. 発　熱
2. 便　秘
3. 嗄　声
4. 腹部膨満
5. 血性泡沫状喀痰

　胸痛を伴わない呼吸困難で思い浮かべるべきなのは、心不全、COPD、気管支喘息のどれかである。心疾患で治療中であることと、夜間（就眠中ではないが…）の発症であることを考えれば、「治療中の心疾患」は心不全または高血圧であり、今回のエピソードは心不全の急性増悪と考えてよさそうである。断続性ラ音と SpO₂ の低下は、左心不全⇨肺水腫による所見と考えれば話が合う。今はまだ血圧は高いが、さらに進行すれば心原性ショックとなる可能性もある。

　この病態に特徴的なのはどれか。1つ選べ。

1. 発　熱

　心不全の急性増悪のきっかけがなんらかの感染症であってもおかしくはないが、発熱はあくまでも誘因であり、「病態に特徴的」な所見ではない。

2. 便　秘

　明らかに無関係である。

3. 嗄　声

　嗄声になりそうな要因、すなわち喉頭の炎症（上気道感染、気道熱傷、アナフィラキシー）や声帯の使い過ぎ（大声を出す、カラオケ）、反回神経麻痺（胸部大動

Step 4

脈瘤、甲状腺疾患)などは見当たらない。

4. 腹部膨満

明らかに無関係である。

5. 血性泡沫状喀痰：正解

肺胞の毛細血管の圧が高くなり過ぎて、血管内皮同士の隙間から水分が漏れ出している。この水分には肺胞の内面にある肺胞表面活性物質(洗剤と同じように非常に泡立ちやすい性質がある)が混じっているために、すぐに泡沫状となる。また、わずかながら赤血球も肺胞内に漏れ出しているためピンク色に見える。赤血球が漏れ出しているので、厳密には出血である。血管壁の完璧な破綻を伴わない、このような出血を漏出性出血という。

問 4-7　72歳の男性。安静時に急激に前胸部痛が生じ、痛みが治まらないため救急要請した。

救急隊到着時観察所見：意識は清明であり、前胸部に強い痛みを訴える。顔面は蒼白であり、冷汗を認める。直ちにモニター心電図を装着した。

本疾患において典型的な心電図モニター波形はどれか。1つ選べ（第44回D-8）。

1. A
2. B
3. C
4. D
5. E

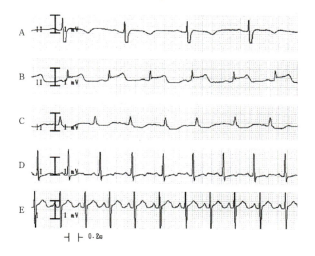

「安静時」に「急激」（つまり、突然）の「前胸部痛」（おそらく胸部正中＝胸骨裏面）で、ショック徴候（顔面蒼白・冷汗）があるので急性冠症候群が強く疑われる。「強い痛み」が救急隊到着時にも持続しているようなので、急性冠症候群の中でも心筋梗塞が特に怪しい。これらの所見のほとんどは大動脈解離にも当てはまるが、そうであれば、救急隊現着時には痛みが背部にまで移動していてもおか

しくない(そもそも急性大動脈解離には特徴的な心電図がないので、設問が成り立たない)。心筋梗塞では ST が上昇している場合も、そうでない場合もあるが、特徴的な心電図となれば ST 上昇である。

1. A

　rS パターンだが、QRS 幅はギリギリ 2.5mm で幅としては正常のように見える。T 波は陰性化しているが ST 上昇はない。ちっぽけな P 波から R 波の立ち上がりまで約 5mm なので、Ⅰ度房室ブロックかもしれない(**図 12**)。

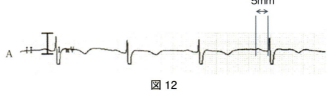

図 12

2. B：**正解**

　QRS 波の終わり＝ST 部分の始まりを「J 点」という(斜めの矢印)。この J 点の高さを、TP 部分(T 波の終わりから P 波の始まり)を基準として測る。この心電図では 2mm ほどの ST 上昇がみられる(**図 13**)。

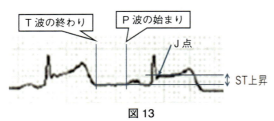

図 13

3. C

　P 波はよくわからない。RR 間隔に少しバラツキがあるようなので、AF(心房細動)であろう(**図 14**)。ST 上昇はない、またはわずかに低下している。

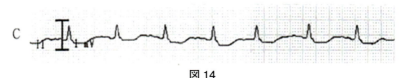

図 14

4. D

　P 波に引き続いて、引き締まった(幅狭の)QRS がある点で、ほぼ正常な心電

図である(図15)。ただし、T波は二相性または陰性である。T波の終わりをどことみるかにもよるが、その終わりがちょうど2つのQRSのど真ん中にあるようにも見える。とすれば、QT延長の可能性を考える必要があるが、計算がめんどくさいので、無視する。

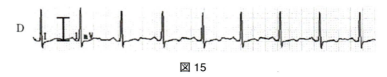

図15

5. E

実際に補助線を入れて測ってみると、約1mmのST上昇がある(図16)。パッと見には正常に見えるから、不思議なものである。一般には1mm(V_2およびV_3では、男性で2mm超、女性で1.5mm)を超える場合に有意なST上昇とみなすので、ここはギリギリセーフと判断しよう。

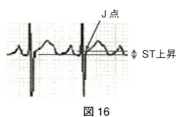

図16

> **メモ** QT延長
>
> QT時間—QRS波の立ち上がりからT波の終わりまでの時間—が長過ぎる状態をQT延長という。突然の心停止の原因(VTやVFなど)になりやすい。ややこしいのは、QT時間の正常値が心拍数(というか、RR間隔)によって異なる点である(図17)。そこで、実測したQT時間(単位は秒)を、その時のRR時間で補正した値を補正QT時間(単位は秒)とし、これが0.44秒を超えているかどうかで判定することになる(厳密には性別などによって異なる基準を使う)。
>
> $$補正QT時間 = 実測QT時間 / \sqrt{RR}$$
>
> 上の式でおわかりにように、こんなややこしい計算をいちいちやってい

る暇はない。そこで、パッと見で見分けるための 1 つの方法として、QT 時間が RR 時間の半分を超えているかでみるという手がある。下の図はある年の救急救命士国家試験に QT 延長症候群として出題された心電図である。パッとみただけで、RR 間隔の半分を超えて QT 時間が延長していることがわかる。

　参考までに、厳密に補正 QT 時間を計算すると
$$0.4 \div \sqrt{0.6} = 0.52$$
となり、確かに正常範囲(0.44 秒以下)を超えている。

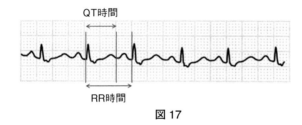

図 17

問
4-8

20歳の男性。咳き込んだ後、胸痛と呼吸苦とを訴えたため、同僚が救急要請した。

救急隊到着時観察所見：意識 JCS 2。呼吸数 32／分。脈拍 112／分、整。血圧 86／60mmHg。SpO₂値 92%。頸静脈の怒張と右胸郭の膨隆を認める。右側の呼吸音が減弱し、打診では同側の鼓音を認める。

この傷病者に対して搬送先病院で最も必要とされる処置はどれか。1つ選べ（第37回 D-12）。

1. 急速輸液療法
2. 陽圧人工呼吸
3. 胸腔ドレナージ
4. 気管支拡張薬吸入
5. 冠動脈カテーテル治療

　若年者の胸痛を伴う呼吸困難、SpO₂の低下、右側呼吸音の減弱とくれば、気胸である。「咳き込んだ後」とあるので、原因として胸部外傷は否定的である。つまり、自然気胸と言ってよい。自然気胸の場合は緊張性気胸にまで進展することは稀であるが、この症例では運が悪かったようである。脈拍の数値（112）と収縮期血圧の数値（86）に逆転現象がみられる。ショックである。さらに頸静脈の怒張と右胸郭の膨隆を考慮すれば、緊張性気胸による心外閉塞・拘束性ショックとして早急な対応が必要な状態である。

1. 急速輸液療法

　確かにショックではあるが、心外閉塞・拘束性ショックに対して輸液はほとんど効果がない。むしろ時間の無駄という害がある。

2. 陽圧人工呼吸

　陽圧によって臓側胸膜の損傷部からの空気の漏れが増え、事態がますます悪化する。そもそも SpO₂ ＝ 92% である。酸素投与をすれば SpO₂はさらに増加するだろうから、人工呼吸の必要もない。

3. 胸腔ドレナージ：**正解**
　肋間から挿入したチューブを通じて、胸腔内に漏れ出した余分な空気をドレナージする。緊張性気胸の場合、胸壁に切開を加えただけで、内部の空気がシューッと噴き出してきて、それによってバイタルは一気に改善に向かう。

4. 気管支拡張薬吸入：気管支喘息の発作に対して行う。

5. 冠動脈カテーテル治療：急性冠症候群に対して行う。

 自然気胸 vs 開放性（外傷性）気胸

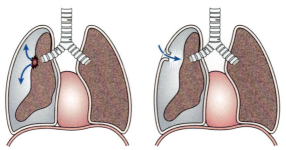

図18　自然気胸（左）と開放性（外傷性）気胸（右）

　同じ気胸にしても、自然気胸と開放性気胸では緊張性気胸のなりやすさが異なる。左図の自然気胸では臓側胸膜、つまり肺表面の破損部分から空気が漏れ出す。臓側胸膜にあいた「穴」は二次元的な穴であり、一方弁構造ができにくいため、緊張性気胸になることは稀である。
　一方、右図の開放性気胸では、胸壁損傷部の皮膚・筋肉および壁側胸膜を貫通する「トンネル」を通って空気が侵入してくる。吸気時には肋間が広がるためトンネルも広くなり、空気の胸膜腔内への侵入を許す。しかし、呼気時には肋間とともにトンネルも狭くなり、場合によっては完全に塞がってしまう。つまり、吸気時に少しだけ吸い込まれた空気の逃げ場が失われる。呼吸を繰り返すうちに、こうして侵入しては閉じ込められた空気が少しずつ溜まって、最悪の場合には緊張性気胸となる。

問
4-9
　62歳の男性。高血圧症にて内服加療中であった。突然、これまでに経験したことがないような胸背部痛が出現し、家族が救急要請した。

　救急隊到着時観察所見：意識 JCS 1。呼吸数 24/分。脈拍 110/分、整。血圧 150/100mmHg（左上肢）、70/40mmHg（右上肢）。体温 36.2℃。SpO₂ 値 99%。呼吸音清、左右差なし。冷汗あり。痛みは発症時の位置から下方に移動しているとのことである。

　この傷病者の合併症として注意が必要なのはどれか。1つ選べ（第39回 C-8）。

1. 気　胸
2. 脳出血
3. 肺血栓塞栓症
4. 食道静脈瘤破裂
5. 心タンポナーデ

　呼吸困難を伴わない胸痛である。背部痛もあり、ショック（冷汗あり）っぽいのに血圧は高い（少なくとも左上肢では）。痛みの場所が移動していることからも、これが大動脈解離であることは明らかである。問われているのは、その予期すべき合併症である。

1. 気　胸

　胸膜が破損しない限り気胸にはならない。大動脈解離で胸膜が損傷することは稀である。たまに、動脈からの出血の勢いがあまって壁側胸膜を突き破り、胸膜腔内に血腫をつくることがあるが、これはあくまでも血胸であって、気胸ではない。

2. 脳出血

　「脳梗塞」に引っかけたのであろう。「Step 3-2」（35頁）でも登場したように、動脈解離では大動脈から出る枝のどれが巻き添えを食って狭窄・閉塞してもおかしくはない。実際、この傷病者では右上肢の血圧が低い。おそらく腕頭動脈が狭窄しているのであろう。とすると右内頸動脈や右椎骨動脈の血流が低下し

Step 4

て起こる右大脳半球の梗塞は合併症として十分注意が必要である。が、それは脳梗塞であって脳出血ではない。

3. 肺血栓塞栓症

突然の胸痛は肺血栓塞栓症にも当てはまるが、血圧の左右差があることや呼吸困難・SpO_2 低下がないこと、痛みが移動するというのは、いずれも話が合わない。肺血栓塞栓症が大動脈解離の合併症として発生することもない。

4. 食道静脈瘤破裂

食道静脈瘤の破裂は無痛性の吐血が特徴である。無痛性となる理由については、本シリーズ「①腹痛・背部痛完全マスター」を参照してほしい。

5. 心タンポナーデ：正解

心タンポナーデは大動脈解離の傷病者の直接の死因として最も多い。

ここで、大動脈解離の合併症を整理しておこう。大動脈解離では大動脈の内膜の損傷部から入り込んだ血液によって中膜が内外二層に裂ける。入り口となる内膜損傷の部位で多いのは上行大動脈と左鎖骨下動脈分岐部である。それぞれスタンフォードA型・B型の大動脈解離にほぼ相当する。中膜が裂けること自体、激しい痛みを伴うので困ったものだが、これ自体が直接の死因になるわけではない。実際、スタンフォードB型の大動脈解離の一部では、解離した部分に対する直接的な治療は行わない。原則として血圧管理を厳重にするだけで、やがて数年かけて解離腔（偽腔）に溜まった血液が吸収され、大動脈壁の組織が自然修復されるのを待つ。直接の死因となるのは、以下のような解離の合併症である。

A・破裂（穿通）

裂け目が動脈壁の外膜側に向かい、ついに外膜を突き破ると大出血となる。出血が向かう先は、胸部なら縦隔、腹部なら後腹膜腔である。胸部では出血の勢いが余って壁側胸膜を突き破って血胸となったり、さらには臓側胸膜までも

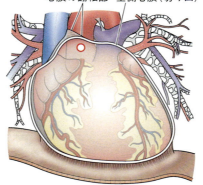

図19　心臓の表面を臓側心膜が覆っているので、心臓表面の構造がボケて見える
この臓側心膜は心臓本体だけでなく、大動脈や肺動脈の基部をも覆っていることに注意。臓側心膜は図の翻転部分で図の手前側に折り返して、壁側心膜となる。

破って肺胞内に出血し喀血をきたすことすらある。穿通は往々にして致死的であり、救急隊到着時にはCPAとなっていることがほとんどである。

　破裂の際の出血が向かう先として特殊なのが心膜腔である。図19のように心臓の表面にへばり付く臓側心膜は、大動脈や肺動脈の基部をも覆っている。そのため、この部分（図19の○印）で解離腔が穿通すると、その表面の臓側心膜を貫いた出血は心膜腔に向かい、心タンポナーデとなる。大動脈解離の死因としてはこのパターンが最も多い。比較的穏やかな心タンポナーデで、傷病者に脈があれば、典型的な奇脈が生じているかもしれない。

B・大動脈弁閉鎖不全

　解離が大動脈の基始部、すなわち大動脈弁の弁輪（バルサルバ洞などがある）に及ぶと、図20のように、大動脈弁輪のきれいな円形が乱れて、3枚の大動脈弁尖がズレて、完全に閉じることができなくなる。すなわち大動脈弁閉鎖不全症である。閉鎖不全の程度によっては心原性ショックとなる。大動脈弁閉鎖不全は大動脈解離の合併症として最も多く、直接の死因としては2番目に多い。

　拡張期に大動脈内の血液が左心室内に逆流するので、拡張期の心雑音が生じるとともに、拡張期血圧が異常に低くなり、脈圧が増加する（これを大脈とい

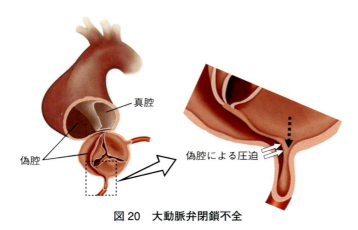

図20　大動脈弁閉鎖不全

う）。一般に、拡張期血圧が50mmHg以下、または脈圧が収縮期血圧の50％以上であれば大動脈弁閉鎖不全を強く疑う。

C・分枝の狭窄・閉塞

　大動脈から分岐する血管が、偽腔と真腔とを隔てる組織（本来の内膜と中膜の一部）によって、その入り口で狭窄または閉塞する（図21）。「Step 3-2」でみた症例では、腕頭動脈や左鎖骨下動脈の基部でこのような現象が生じたために、左右上肢の血圧差や脳の虚血（梗塞）を生じていた。このような合併症は大動脈から分岐するどの血管にも生じうるが、特に影響が重大なものとして上記以外に、冠動脈（心筋梗塞）、腸間膜動脈（腸管虚血）、腎動脈（腎梗塞）などが

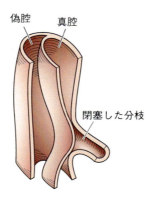

図21　分枝の閉塞

ある。「大動脈不全」で示した**図 20 の拡大部分を**よくみると、冠動脈の入り口で狭窄を起こしているように見える。

奇　脈

　健常人でも血圧は息を吸っている最中にはわずかに下がり、息を吐いている最中にはわずかに上がる。しかし、その違いはわずかなものなので、脈を触れてみただけではわからない。心タンポナーデでは呼吸に伴う血圧の変動が著明になる。時には息を吸っている最中には脈をまったく触れることができなくなる。

　このように、触診でもわかるような血圧の呼吸性変動を奇脈という。心タンポナーデで心膜腔内圧＞拡張期血圧となった場合には奇脈の出現が必発であると言われている。

Step 4

問 4-10

83歳の女性。2日前から労作時に息切れを感じていた。トイレに行く途中で息苦しさが生じ胸痛と冷汗とを伴ったため、家族が救急要請した。

救急隊到着時観察所見：意識清明。呼吸数36/分、努力様。脈拍120/分、不整。血圧160/90mmHg。SpO_2値93％（10L/分マスク）。肺には粗い断続性ラ音を聴取する。

この傷病者でみられる観察所見はどれか。2つ選べ（第41回 D-20）。

1. 嚥下困難
2. 下腿浮腫
3. 起坐呼吸
4. 皮膚弾力の低下
5. クスマウル呼吸

　呼吸困難と胸痛の両方があることから疑うべきは、自然気胸、胸膜炎、心膜炎・心筋炎ということになる。2日前からの息切れが現在の呼吸困難・胸痛と関連していると仮定すれば、現病歴は2日前から、徐々に進行してきたものであろう。この経過は、感染症である胸膜炎や心膜炎・心筋炎にはもちろん当てはまる。自然気胸にも当てはまらないわけではない。臓側胸膜にできた破損部(穴)が小さく、空気がちびりちびりと漏れ出したと考えればよい。ということで、主訴や発症状況からは、自然気胸、胸膜炎、心膜炎・心筋炎はすべて怪しい。胸痛の性状（痛みの場所とか、深呼吸で増悪する・しないとか）がわかれば、さらに絞り込むこともできるだろうが、残念ながら痛みの性状は不明である。

　一方、救急隊到着時のバイタルからは、冷汗や呼吸困難、努力性の頻呼吸があってなんとなくショックっぽい。ところが、血圧は高い。この「ショックっぽいのに血圧は高い」は、高血圧性心不全や大動脈解離の特徴であった（「Step 1-2」9頁、「Step 3-2」35頁）。このうち、大動脈解離は否定的である。というのは、「胸痛を伴った」という表現からは、あくまでも呼吸困難がメインであり、胸痛はそれほど激烈なものではなさそうだからである。一方、粗い断続性ラ音があってSpO_2も低いのを肺水腫の所見と考えれば、心不全なら話が合う。し

かし、これが心不全だとして、胸痛を伴っているのが腑に落ちない。そもそも第一容疑者は自然気胸、胸膜炎、心膜炎・心筋炎だったはずである。

　そこで、もう一度もとに戻って、そもそもの容疑者（自然気胸、胸膜炎、心膜炎・心筋炎…いずれも胸痛を伴う）のどれかが、二次的に心不全を起こしたと考えたらどうであろうか。

　　自然気胸 ⇨ 緊張性気胸 ⇨ 心不全？
　　胸膜炎 ⇨ 大量の胸水貯留 ⇨ 心不全？
　　心膜炎・心筋炎 ⇨ 心筋傷害 ⇨ 心不全？

　どれもありそうなストーリーではあるが、自然気胸（緊張性気胸）や胸膜炎（大量胸水）で心不全をきたすほど重症化しているとすれば、呼吸音の左右差がはっきりしているだろう。これに対し、心筋炎（心筋傷害）と考えれば不整脈も説明できそうである。実際、心筋炎は「Step 4-5」（54頁）でもみたが、その際にはⅢ度房室ブロックという非常に危険な不整脈を起こしていた（ただし、この場合、脈拍の不整はない）。ここでは「（脈が）不整」とあるので、例えば心室期外収縮の頻発や心房細動（VF）などを起こしているのかもしれない。

　ということで、この傷病者の現在の病態は心不全であり、その原因は心筋炎（そのまた原因はおそらくウイルス感染）と考えるのがよさそうである。では、この傷病者にみられる観察所見はどれか（2つある）。

1.　嚥下困難

　少なくとも心不全とは関係ない。心不全の原因となった心筋炎がウイルス性だとすると、それによる上気道感染症（普通感冒）があってもおかしくはないが、嚥下困難をきたすほど重症化するとは思えない。

2.　下腿浮腫：正解

　右心不全の典型的症状である。そもそも、結構な高齢者なので心不全の有無にかかわらず、日頃から下腿の浮腫があってもおかしくはない。

Step 4

3. 起坐呼吸：正解

左心不全（肺水腫）の典型的症状である。

4. 皮膚弾力の低下

別名を「ツルゴールの低下」という。脱水の所見である。そもそも、結構な高齢者なので心不全の有無にかかわらず、日頃からツルゴールが低下していてもおかしくはないが…。

5. クスマウル呼吸

代謝性アシドーシスに対する呼吸性代償として出現する呼吸様式である。有名なのは糖尿病ケトアシドーシスと尿毒症（腎不全）である。重症の代謝性アシドーシスをきたすような病態があるが、呼吸機能は正常な場合に起こりやすい。この傷病者の場合、心不全なので代謝性アシドーシスがあってもおかしくはないが、呼吸機能（肺の機能）そのものも障害されている（肺水腫）ので、クスマウル呼吸が起こるとは思えない。

補足1

この症例では肺血栓塞栓症を候補に挙げた読者もいるかもしれない。実際、「Step 0」で述べたように、肺血栓塞栓症では呼吸困難が必発で、胸痛を伴う場合も伴わない場合もある。しかも、この症例では「トイレに行く途中で」発症している。これはいかにも思わせぶりな発症状況ではある。さらに、SpO_2 は酸素 10L／分投与下でも92％と非常に低い。これは肺血栓塞栓症の特徴の1つである。しかし、決定的に話が合わないのは、肺の粗い断続性ラ音である。肺血栓塞栓症では気道・肺胞系に直接の障害は生じないので、このようなラ音が現れることはない。稀に患側の肺野で喘息を思わせるような連続性ラ音（呼気）を聴取することはあるが、断続性ではない。

補足2

　この傷病者の胸痛は体性痛（壁側心膜由来）かもしれないし、内臓痛（心筋由来）かもしれない。その両方かもしれない。心筋炎と心膜炎は互いにオバーラップがある。心膜炎があれば、その炎症が心筋に及んでも不思議はないし、その逆もある。

　心膜炎があれば壁側心膜の体性感覚を刺激して体性痛を生じる。その痛みは心膜が動揺するような運動・姿勢で増強する。つまり、深呼吸（静脈還流が増加して心臓全体が拡張する）や仰臥位（心尖部の横隔膜に固定された部分から、心臓全体がぶら下がったような状態になる）で痛みが強くなり、坐位、さらには前かがみの坐位で痛みが和らぐ。

　心筋炎があれば心筋の内臓感覚を刺激して（主に副交感神経経由で）内臓痛を生じる。この痛みは心筋梗塞で感じる痛みと同様、運動や姿勢で変化することはない。

Step 4

問4-11

84歳の男性。COPD（慢性閉塞性肺疾患）で治療中であった。呼吸困難を訴えて救急要請した。

救急隊到着時観察所見：意識 JCS 1。呼吸数 32/分。脈拍 110/分、不整。血圧 160/80mmHg。体温 38.0℃。SpO_2 値 82%。顔色不良。酸素マスク 3L/分投与し搬送を開始したところ、意識レベルは変わらず、呼吸数 16/分、SpO_2 値 90%となった。

次に行うべき処置として適切なのはどれか。1つ選べ（第42回 D-20）。

1. 気道確保を行う。
2. 酸素マスクの流量を 1L/分に下げる。
3. 酸素マスクの流量を 3L/分で維持する。
4. 酸素マスクの流量を 6L/分に上げる。
5. バッグ・バルブ・マスクで補助換気を行う。

COPD であることを明らかにしたうえで、その呼吸管理を問う設問である。発熱があるので、呼吸器の感染症（感冒？　肺炎？）をきっかけとして COPD が急性増悪したのであろう。

頻脈は発熱のせいだろうか？　脈拍は体温が 0.5℃上がるごとに 10/分増えるのが生理的とされている。よって平熱が 36.5℃だと仮定すると、体温のせいで脈拍は 30/分だけ水増しされていることになり、この傷病者の実質的脈拍は 80/分となる。正常である。血圧も高いが、これも高齢と発熱の両者の影響を無視できないので、まあ、脈拍も血圧もそれなりと考えてもよいであろう。

救急隊到着時の SpO_2 は 82%でかなり悪い。酸素投与は必須で、かつ CO_2 ナルコーシスの懸念を考えれば、マスクで 3L/分というのは妥当だと思う。その結果、SpO_2 は 90%にまで上昇し、呼吸数も 16/分に落ち着いている。「救急隊、お見事！」である。で、次の一手は？

1. 気道確保を行う

傷病者は覚醒しており、上気道の狭窄を思わせるような所見の記述もない。

気道確保は不要である。

2. 酸素マスクの流量を 1L/分に下げる

COPD の場合の酸素投与は、SpO_2 を上げる（低酸素を改善する）「よい」効果と、PCO_2 を上げる（CO_2 ナルコーシスを招く）「悪い」効果のバランスが悩ましい。そのバランスをほどよく保つ一応の目安として、$SpO_2 = 90 \pm 2\%$ がいくつかのガイドラインで推奨されている（「Step 1-3」の「補足 1」15 頁参照）。この症例では酸素投与開始後に、まさにこの目標値の 90% を達成している。今後も呼吸状態の変化に注意が必要とは言うものの、この時点で酸素投与量を変更する必要はない。

3. 酸素マスクの流量を 3L/分で維持する：正解

4. 酸素マスクの流量を 6L/分に上げる：選択肢 2. と同様に変更の必要なし。

5. バッグ・バルブ・マスク（BVM）で補助換気を行う

呼吸数も適正範囲にあり、意識レベルにも変化はない。現時点で補助呼吸を行う必要性は感じられない。

Step 4

問 4-12

　57歳の男性。安静時に胸が締め付けられる痛みが出現し60分以上持続するため、家族が救急要請した。

　救急隊到着時観察所見：意識清明。呼吸数20/分。脈拍72/分、整。血圧142/60 mmHg。体温36.2℃。SpO₂値98％。高脂血症と高血圧とで内服治療中である。以前からも安静時に同様の痛みを自覚していたが、5分程度で消失していたとのことである。

　この傷病者に現場でみられる特徴的な心電図所見はどれか。1つ選べ（第46回 D-20）。

　　　　　1. P波の消失
　　　　　2. P-Q間隔の延長
　　　　　3. 異常Q波
　　　　　4. STの上昇
　　　　　5. T波の陰性化

　60分以上も続く安静時の胸痛がある。「安静時に」という書きぶりからは、突然の発症のように読める。バイタルサインに特に問題はないが、背景に治療中の高脂血症と高血圧があるとなれば、急性心筋梗塞を常に念頭に置かなければならない。問われているのは、その「特徴的な」心電図波形である。

1.　P波の消失

　心筋梗塞に伴って上室の刺激伝導系が障害されたり、心房細動になったりすればP波が消失してもおかしくはない。しかし、P波の消失は心房細動をはじめとした種々の異常に伴って出現する所見であって、心筋梗塞に「特徴的」ではない。

2.　P-Q間隔の延長

　Ⅰ度房室ブロックのことか？　上記と同じように、「特徴的」な所見とは言えない。

77

3. 異常 Q 波

急性心筋梗塞を発症後、数時間から 12 時間以降に出現する。一般的には、心筋梗塞の既往を示す所見である。本設問では発症後 1 時間あまりであるから、まだ異常 Q 波は出現していないはずである。

4. ST の上昇：正解

ST 上昇は心筋梗塞に特徴的な心電図所見である。ST が上昇していれば、まず間違いなく心筋梗塞と判断してよい。

5. T 波の陰性化

これは心筋梗塞以外にも心筋虚血、心肥大、心筋症、脚ブロックなどいろいろな異常に伴って出現する。「特徴的」なわけではない。

この問題は、実は少し奥が深い。出題者はおそらく ST 上昇型心筋梗塞よりも冠攣縮性狭心症（異型狭心症）を意識していると思われる。というのは、この傷病者、以前も安静時に狭心発作を起こしているからである。安静時の発症なので通常の狭心症（労作性狭心症）ではない。安静時狭心症である。今回は、その持続時間が特に長かったということであろう。

狭心症の中には安静時に出現する奇妙なものがあって、安静時狭心症と呼ばれてきた。その中に含まれるのが不安定狭心症や冠攣縮性狭心症である。不安定狭心症については「Step 3-3」（38 頁）でみたように、冠動脈内の血栓形成が原因であった。一方の冠攣縮性狭心症はなんらかの要因が重なって冠動脈が病的な収縮（これを攣縮という）を起こすために心筋虚血を起こす疾患である。発作時の心電図上では ST が上昇する。原因が冠動脈の攣縮なので、早期に攣縮が治まって血流が再開すれば、なんの障害も残さずに軽快する。すなわち狭心症で済むが、攣縮が長時間続くと、そのまま ST 上昇型心筋梗塞になったり、VT（心室頻拍）や VF（心室細動）をきたして心臓突然死の原因となる。

ということで、一般的な狭心症では ST が低下するのに対し、冠攣縮性狭心症では ST が上昇するというのが特徴的な所見である。この症例では、単純に

78

Step 4

ST 上昇型心筋梗塞と考えても、あるいは既往を深読みして冠攣縮性狭心症と考えても、どちらにしても ST 上昇が特徴的な所見であり、正解にたどり着ける。

問 4-13

　70 歳の男性。自宅で食事中に激しい前胸部痛を自覚し、横になって安静にしても改善しないため、家族が救急要請した。
　救急隊到着時観察所見：意識清明。呼吸数 28／分。脈拍 60／分、整。血圧 100／60mmHg。体温 36.5℃。SpO$_2$ 値 98％。冷汗を認める。心電図モニター波形を下に示す。
　この傷病者への適切な対応はどれか。1 つ選べ（第 45 回 C-6）。
　　　1. 起坐位に変更する。
　　　2. 高流量酸素を投与する。
　　　3. バッグ・バルブ・マスクで換気する。
　　　4. 静脈路確保および輸液の指示を要請する。
　　　5. 心臓カテーテル治療が可能な医療機関へ搬送する。

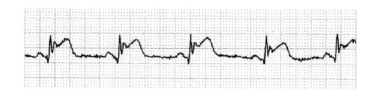

　軽労作（食事）中、つまり安静時に近い状態での激しい前胸部痛がある。心電図では（Ⅱ誘導？）3mm 程度の ST 上昇がある（図 22）。診断としては ST 上昇型心筋梗塞（(ST-elevation myocardial infarction；STEMI）が明らかである。問われているのは STEMI への対応である。

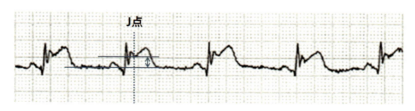

図 22

Step 4

1. 起坐位に変更する

年齢の割には血圧が低いことと、冷汗を認めることから、ショックと判断してよい。心原性ショックである。なので、通常なら起坐位を選択したくなる。しかし、この傷病者に限っては起坐位は危険である。その理由についてはややこしくなるので、まずは正解を確かめたうえで後述する。

2. 高流量酸素を投与する

STEMI や脳梗塞のような虚血性疾患では、動脈血酸素分圧を上げ過ぎると虚血再灌流障害を増悪させる可能性が指摘されている。日本蘇生協議会（Japan Resuscitation Council；JRC）のガイドライン 2020 では、STEMI で SpO_2 が 90% 以上の場合には（ショックがない限り）酸素投与は必ずしも必要ではないとされている。この傷病者ではショックがあるといってもよい状態であるが、SpO_2 は 98% と正常範囲内である。酸素投与はむしろ控えた方がよい。

3. バッグ・バルブ・マスクで換気する

頻呼吸であるが、補助換気が必要なほどの低換気を心配すべき状況とは思えない。

4. 静脈路確保および輸液の指示を要請する

心原性ショックであり、救急救命士による輸液の適応外である。

5. 心臓カテーテル治療が可能な医療機関へ搬送する：正解

STEMI では心臓カテーテル治療（percutaneous coronary intervention；PCI）によって冠動脈を再開通させるまでの時間が予後を大きく左右する。この傷病者では ST 上昇が確認されており、まず間違いなく STEMI であると断定してよい。可及的速やかに PCI 可能な医療機関へ直接搬送すべきである。

STEMI は PCI の独壇場であるのに対し、NSTEMI での PCI の立場は微妙である。「Step3-3」（38 頁）でみたように、NSTEMI の原因となっている血栓は心筋内部に潜り込んだ血管、つまりカテーテルの届かない部分にある。PCI は手

が出せない。その血栓形成の原因となった不安定粥腫は冠動脈の太い部分にあるので、その病変に対して PCI が必要な場合もあるが、単に保存的に治療する場合もある。患者のリスクファクターに応じて循環器専門医が最適と思われる治療戦略を立てる。

　この傷病者にとって、起坐位はなぜふさわしくないのか？　問題は「横になって安静にしても…」である。どういうことか？

　「横になって」というのは仰臥位または側臥位であろう。「Step1-2」でも述べたように、救急隊接触時に傷病者がどのような体位でいたかというのは重要な情報である。傷病者にとって「病態生理的に正しい」体位を、傷病者自身が「本能的に」見つけ出した結果としての体位であることも多いからである。このような本能的判断は、救助者側の勝手な理由づけに基づいた判断よりも往々にして正しい。もちろん、傷病者のとっている体位が、常に正しいとは限らない。時には救助者側が適当とみなした体位に変換することが必要な場合もある。しかし、接触時の体位から、敢えて別の体位に変更する前には、一度、立ち止まって傷病者の体位が正しい可能性を考えてみるだけの価値はある。

　この症例では、傷病者が本能的にとっていた体位、つまり側臥位または仰臥位が「病態生理的にも」正しい可能性が高い。その理由は、
① 心電図モニター（おそらくⅡ誘導）で ST 上昇が観測されていること
② 血圧が低い割には頻脈にはなっていないこと
である。

　①も②も右冠動脈の閉塞が原因であることを示唆している。右冠動脈は主に左心室の下壁と右心室を担当する。これが閉塞すると下壁梗塞または右室梗塞を起こし、Ⅱ、Ⅲ、aVF 誘導で ST 上昇が観察される。また、右冠動脈は洞結節や房室結節を担当していることが多い。これが閉塞すると徐脈やⅡ度房室ブロックが起こる。

　つまり、この傷病者では右冠動脈が閉塞・狭窄して、右室梗塞を起こしている可能性がある。問題は、右室梗塞の場合、心拍出や血圧は前負荷に大きく依存しているという点にある。これは通常の心筋梗塞（左心室の梗塞）や心不全で

Step 4

は起坐位によって前負荷を下げることが症状や病態の改善につながるのとは逆に、右室梗塞では起坐位によって前負荷が低下すると事態がさらに悪化することを意味している。この症例では、まさにこのような状態になっているために、傷病者が「本能的」に「病態生理的」にも正しい体位をとっていた可能性が否定できないのである。

　なんともややこしい話だが、設問に答えるという意味では、「5. 心臓カテーテル治療が可能な医療機関へ搬送する」があまりにも正しいので、なんとか正解にたどり着けるのではないだろうか。

問 4-14

80歳の男性。心不全で内服治療中である。3日前から風邪気味であったが、就寝2時間後から呼吸困難となり1時間続いているため家族が救急要請した。
救急隊到着時観察所見：意識 JCS 3。呼吸数 32／分。脈拍 110／分、不整。血圧 90／60mmHg。SpO$_2$ 値 82％。呼吸音は断続性ラ音を聴取する。居間の椅子上に坐位でおり、家族が付き添っている。リザーバ付きフェイスマスクで酸素投与 (10L／分) したが、SpO$_2$ 値は 86％であった。
この傷病者への対応として適切なのはどれか。1つ選べ（第42回 C-4）。

1. 血糖値測定
2. 胸郭外胸部圧迫
3. 仰臥位に体位変換
4. 心肺機能停止前の静脈路確保と輸液
5. バッグ・バルブ・マスクを用いた補助換気

呼吸困難（単独）であるから、まずは心不全 or COPD、気管支喘息を想定する。

このうち年齢から気管支喘息は否定的。さらに心不全で治療中であること、就寝後の発症であること（仰臥位による前負荷の増加）、断続性ラ音が聴取されること（肺水腫の所見）などから、心不全と考えるのが妥当だろう。

心不全の急性増悪では血圧は高過ぎるか低過ぎるかのどちらかである。高過ぎるというのは、**血圧が高過ぎる＝後負荷が高まり過ぎる**からこその発症である。低過ぎるのは、慢性心不全の末期に近い状況で、前負荷の増加に心臓がもはや反応できなくなっている状況を反映している。この症例の場合は、後者である。長らく心不全の治療を続けてきたのだろう。その間、何度か今回のような急性増悪を経験し、そのたびに心不全の状況は少しずつ悪化してきた。高齢でもあり、生命予後が危ぶまれる状態である。

適切な対応はどれか？

1. 血糖値測定

意識レベルの低下がわずかで、心不全の可能性が濃厚なこの状況では血糖測

定の意義は乏しい。もしも糖尿病があるのであれば、ほかの優先する処置が落ち着いた後、地域 MC のプロトコールの要件を満たすなら行っても悪くはない。

2.　胸郭外胸部圧迫

かつては気管支喘息の発作に対して使用を考慮せよと言われたこともあった。今どきの病院前救護では胸郭外胸部圧迫法の出る幕はない。

3.　仰臥位に体位変換

「Step 4-13」で述べたように、この傷病者が椅子上に坐位でいるのは、傷病者自身が「本能的」にたどり着いた、「病態生理的にも正しい」体位である。この体位であればこそ、心臓の前負荷を最小限にとどめることができる。残念ながら、このような傷病者の体位を安易に仰臥位にした途端に心停止したというエピソードが散見される。

4.　心肺機能停止前の静脈路確保と輸液

心原性ショックであり、救急救命士による輸液の対象外である。そもそも前負荷が高過ぎるのが問題なのだから、輸液は今の状態をさらに悪化させる。

5.　バッグ・バルブ・マスク（BVM）を用いた補助換気：正解

この傷病者に対する補助換気にはさまざまなメリットがある。最大のメリットは胸腔内の平均的な圧力を上げることである（「Step 1-2」9 頁参照）。吸気時にバッグを揉んでいる間、胸腔内は陽圧になる。すなわち平均胸腔内圧が上がる。これによって腹部から下大静脈経由で心臓に向かう静脈還流を多少なりとも食い止めることができる。つまり、起坐位でいることも補助呼吸も、いずれも静脈還流と前負荷を低下させ、心不全には治療的な効果が出てくる。それ以外のメリットとしては、高濃度の酸素投与が可能なことと、呼吸仕事量（呼吸をするための傷病者の頑張り）を減らす、などがある。

> 問 4-15
>
> 62歳の男性。咳き込んだ後、胸痛と呼吸困難とが出現したため、同僚が救急要請した。
>
> 救急隊到着時観察所見：意識清明。呼吸数32/分。脈拍114/分。血圧112/62mmHg。SpO_2値91%。右側の呼吸音が減弱し、打診では同側の鼓音を認める。
>
> この傷病者に対して搬送先病院で行われる可能性の高い処置はどれか。1つ選べ（第45回 D-23）。
>
> 1. 気管挿管
> 2. 急速輸液
> 3. 胸腔ドレナージ
> 4. 気管支拡張薬吸入
> 5. PCI（経皮的冠インターベンション）

「胸痛と呼吸困難」、「咳き込んだ後」、「呼吸音の左右差・鼓音」のキーワードから自然気胸は明らかであろう。62歳だから、若年者に多い原発性自然気胸ではなく、COPDなどの肺病変をベースに発生した続発性自然気胸なのだろう。自然気胸の発症年齢は20歳前後（原発性）と60歳代（続発性）に2つのピークをもつ分布を示す。この傷病者はまさに2つめのピークに当てはまる。

病院内で必要な処置は何か？

1. 気管挿管

SpO_2は低く、頻呼吸である。しかし、意識は清明で、気管挿管が必要なほどに呼吸や気道が脅かされているとは思えない。

2. 急速輸液

現在の病態は前負荷（循環血液量）の減少が原因となっているわけではない。

3. 胸腔ドレナージ：正解

右の胸膜腔内に漏れ出した空気を吸い出すことによって、問題のほとんどは

Step 4

直ちに解決する。

4. 気管支拡張薬吸入
　気管支喘息や COPD の発作時に使用される薬剤である。

5. PCI(経皮的冠インターベンション)：冠動脈に問題は生じていない。

問 4-16

30歳の男性。3日前からの胸痛が増悪するため救急要請した。

救急隊到着時観察所見：意識清明。呼吸数18/分。脈拍80/分、整。血圧120/80mmHg（右上肢）、118/82mmHg（左上肢）。体温37.8℃。SpO₂値98％。冷汗は認めない。両側呼吸音は正常。胸痛は右側胸部に認められ吸気時に増強する。

最も疑われる病態はどれか。1つ選べ（第42回 D-22）。

1. 胸膜炎
2. 緊張性気胸
3. 肺血栓塞栓症
4. 急性心筋梗塞
5. 急性大動脈解離

胸痛があるが呼吸困難に関する記述はない。これまでの原則に従えば、

「胸痛（単独）⇨ 急性冠症候群 or 大動脈解離」

である。しかし、両者共に以下の点で話が合わない。

① 血圧は正常で冷汗もなく、ショック徴候が認められない。

② 胸痛が「3日前から増悪する」ということは、突発性の病変ではなく、むしろ感染など徐々に進行する病変が疑わしい。

③ 痛いのは胸の真ん中ではなく、右側胸部である。しかも吸気時に増強するということは明らかに体性痛の性質を備えている。

右胸の体性痛なので、痛みの発生源は（皮膚や筋・骨格系を除けば）胸膜しかない。発熱もあるので、胸膜の炎症、つまり胸膜炎が最も考えやすい。

最も疑われる病態はどれか？

1. 胸膜炎：<u>正解</u>

胸膜に生じた炎症（おそらくウイルス性）によって壁側胸膜から痛みが生じているのだろう。この段階では胸水はほとんど出ていないと思われる。病状が進行すれば、胸水によって胸膜腔に本来あるはずの漿液（潤滑剤）が薄められて潤滑性を失い、胸膜摩擦音が聴取されるようになる。胸水貯留がさらに進行すれ

ば胸膜摩擦音はもはや聴こえなくなり、呼吸音が減弱する。

2. 緊張性気胸

　これを疑わせるような所見、すなわちショックバイタル、頸静脈の怒張、一側胸壁の膨隆・呼吸音消失などは認められない。

3. 肺血栓塞栓症

　これを疑わせるような所見、すなわち、「それなりの」事前状況、ショックバイタル、SpO_2 低下などは認められない。

4. 急性心筋梗塞：胸痛の性状がまったく異なる。

5. 急性大動脈解離：胸痛の性状がまったく異なる。

　本症例では呼吸困難の記述はなかったが、胸膜炎や心膜炎では胸痛に呼吸困難を伴うことが多い。その理由の1つは、これらの疾患に伴う胸痛は呼吸運動、特に吸気で増強するということである。息を吸うたびに痛みを生じるので、ついつい息が小さくなる。これを傷病者は「呼吸が苦しい」と感じる。さらに重症化すると、胸膜炎では胸水貯留により実際の呼吸機能が障害されて呼吸困難が増悪する。心膜炎では心嚢液の貯留により心機能が障害されて、心不全と同様の理由で呼吸困難が増悪する。

問 4-17

　70 歳の女性。国際線降機時、突然呼吸困難を訴えて倒れたため、職員が救急要請した。

　救急隊到着時観察所見：意識 JCS 20。呼吸数 32/分。脈拍 120/分。血圧 100/70 mmHg。SpO₂ 値 88％。口唇チアノーゼあり。酸素投与下（10L/分リザーバマスク）の SpO₂ 値 92％。呼吸音左右差なし、雑音なし。頸静脈怒張あり。

　この傷病者の SpO₂ 値低下の機序はどれか。1 つ選べ（第 46 回 D-14）。

1. 拡散障害
2. 上気道の狭窄
3. 下気道の狭窄
4. 呼吸筋の麻痺
5. 換気血流比異常

　「国際線降機時」という、いかにもそれらしい状況、突然の呼吸困難と SpO₂ 値低下、頸静脈怒張を伴うショックなどから肺血栓塞栓症を疑うのは難しくない。
問われているのは SpO₂ 低下の機序である。これについては「Step 4-1」でみた。
　さて、どれか？

1.　拡散障害

　これは肺胞壁の（器質的）障害である。肺において血液と空気は肺胞壁を通じてガス交換を行う。肺胞の壁とは、肺胞細胞＋間質＋血管内皮細胞である。肺線維症や肺水腫では、この壁が分厚くなるのでガスが通り抜ける（拡散する）経路が長くなる。これを拡散障害という（図 23）。

2.　上気道の狭窄

　気道異物や喉頭浮腫における SpO₂ 値低下の機序である。

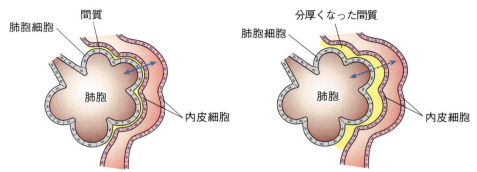

a：正常な肺胞では間質は非常に薄い　b：肺線維症や肺水腫ではガス交換の経路が延長する

図23　拡散障害

3. 下気道の狭窄

　気管支喘息やCOPDにおけるSpO$_2$値低下の機序である。

4. 呼吸筋の麻痺

　頸髄損傷や筋萎縮性側索硬化症（amyotrophic lateral sclerosis；ALS）など神経・筋疾患におけるSpO$_2$値低下の機序である。

5. 換気血流比異常：正解

　換気血流比異常には、換気血流比が異常に大きくなる肺胞死腔と、換気血流比が異常に小さくなる肺内シャントとがある。肺血栓塞栓症では塞栓が起こった部分の肺では肺胞死腔が生じ、それ以外の正常部分では肺内シャントが生じている。これによりSpO$_2$値は単に低下するだけでなく、酸素投与の効果が出にくいのでたちが悪い。詳細は「Step 4-1」（44頁）参照。

問 4-18　75歳の男性。慢性呼吸不全で在宅酸素療法を受けている。呼吸困難が強くなり、家族が救急要請した。

救急隊到着時観察所見：意識 JCS 3。呼吸数 6／分。脈拍 120／分。血圧 60mmHg（触診）。SpO_2 値測定不能。胸郭の挙上は不十分でチアノーゼを認める。

この傷病者への対応として最初に行うのはどれか。1つ選べ（第46回 C-3）。

1. 酸素流量の減量
2. 高流量酸素投与
3. かかりつけ医へ連絡
4. 酸素供給装置の動作確認
5. 自発呼吸に合わせた補助換気

慢性呼吸不全で在宅酸素療法中の高齢者が「胸痛を伴わない呼吸困難」を訴えている。基礎疾患は不明であるが、今までの国家試験のパターンから言えば、COPD の急性増悪であろう。そのきっかけは肺炎とか自然気胸あたりだろうが、それらに関する情報（発熱や呼吸音の性状）は記載されていないのでわからない。

意識レベルは低下しており、徐呼吸がある。ショックバイタルで、そのせいか SpO_2 値は測定不能である。やばい。基礎疾患が何かはさておき、この意識レベルと徐呼吸から想像すると、かなりの高二酸化炭素血症が進行中なのであろう。

この傷病者に対して最初に行うのはどれか。

1. 酸素流量の減量

日頃の酸素流量は不明である。減量というのは CO_2 ナルコーシスを懸念してのことであろうが、SpO_2 値を測定できない状況では、むしろ十分な酸素投与が望ましい。確かに酸素流量を上げ過ぎれば高二酸化炭素血症を引き起こしてしまうリスクはあるが、高二酸化炭素血症より、低酸素血症の方がはるかに有害である。SpO_2 値が測定できるのならば、90%を目標に酸素流量を調節し

92

Step 4

たいところである。

2. 高流量酸素投与

上記のように SpO_2 値が測定できないので、酸素を投与するとすれば高流量でよい…意識レベルがさらに低下したり、呼吸停止にまで至る可能性を覚悟のうえで。しかし、呼吸数がわずか6/分で「胸郭の挙上が不十分」の状態、つまり分時換気量が極端に低下している状況では、いくら高流量であっても酸素投与だけではダメである。

3. かかりつけ医へ連絡

在宅療法中の傷病者なので、かかりつけ医に連絡すること自体は正しい。しかし、それは「最初に行う」べきものではない。

4. 酸素供給装置の動作確認

上記と同じく、動作確認は決して誤った行動ではないが、「最初に行う」べきものではない。

5. 自発呼吸に合わせた補助換気：正解

極端に低下した換気量を正常化させる手段は補助換気以外にはない。

| 問 | |
| 4-19 | 75歳の女性。胸から背中への痛みを訴えているため、家族が救急要請した。救急隊到着時観察所見：意識 JCS 200。呼吸数 24／分。脈拍 120／分、整。右橈骨動脈を弱く触知し、左上肢で測定した血圧は 180／120mmHg。SpO$_2$ 値 97％。家族の話によれば「嘔吐後、呼びかけに応答しなくなった」という。

意識障害を引き起こす機序として考えられる病態はどれか。1つ選べ（第44回 D-16）。

1. 窒　息
2. 脳血流障害
3. 頭蓋内圧亢進
4. 出血性ショック
5. 心原性ショック

　呼吸困難を伴わない胸痛（単独）で、背中にも痛みがある。胸部大動脈解離である。案の定、血圧は非常に高く、血圧の左右差もありそうである。この傷病者が病院前で死亡するとすれば、それは大動脈の破裂というか、解離腔が血管壁を穿破した場合、つまり、縦隔への大出血または心タンポナーデである（「Step 4-9」66頁参照）。しかし、幸いなことに（少なくとも左上肢の）血圧は高いので、まだ最悪の事態には至っていない。大動脈解離にはさまざまな合併症がある（「Step 4-9」参照）。これらの合併症のうち意識障害の原因となるのはどれかを問う問題である。

1.　窒　息

　嘔吐したのは救急隊到着の前である。それによる窒息が原因で意識障害を起こしたとすれば、今頃は心停止になっているはずである。

2.　脳血流障害：正解

　正解。偽腔（というか、偽腔と真腔の間の壁）によって腕頭動脈の入り口が狭窄している可能性が高い。右橈骨動脈の脈拍が弱いのはそのためであろう。同

時に右総頸動脈および右椎骨動脈の血流障害により脳（特に右大脳半球）が虚血になって意識障害を起こしている。

3. 頭蓋内圧亢進

仮に大動脈解離の合併症として頭蓋内圧亢進が起こるとすれば、それは広範囲脳梗塞によって脳浮腫が起こることが原因であるが、そのようなことが起こるのは、まだ半日以上先の話である。

4. 出血性ショック

左上肢の血圧が高いことから、出血性ショックには至っていない。

5. 心原性ショック

大動脈解離の合併症として心原性ショックを起こすとすれば、その原因は大動脈弁閉鎖不全である。もしそうなら、拡張期血圧が極端に低くなり、脈圧が大きくなっているはずであるが、この傷病者では 180/120 mmHg である（「Step 4-8」64頁参照）。

問 4-20

60歳の男性。職場で突然、胸部圧迫感を訴えたため、同僚が救急要請した。救急隊到着時観察所見：意識清明。呼吸数24/分。脈拍100/分、整。血圧100/60mmHg。SpO₂値94％。胸部の聴診で呼吸音に左右差はなく、心雑音も認めない。心電図モニター波形を下に示す。

この疾患の随伴症候で重症度が高いと判断できるのはどれか。1つ選べ（第44回C-6）。

1. 嘔　吐
2. 歯　痛
3. 倦怠感
4. 顔面蒼白
5. 上肢への放散痛

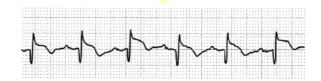

「胸部圧迫感」とは胸痛のことであろう。心電図上で明らかなST上昇があるので、ST上昇型心筋梗塞（STEMI）と考えてよい。軽度の頻脈と年齢の割には血圧が低いことが気になる。問われているのは、STEMIに随伴しうる症候のうち重症度が高いと判断すべきものはどれかである。懸念すべきは心原性ショックの進行や致死的不整脈の出現などである。

1. **嘔　吐：正解**

嘔吐は消化器系の異常だけでなく、脳血流の低下や頭蓋内圧亢進、強い痛みなどでも起こる。急性心筋梗塞では、その重症度（梗塞範囲）が上がるにつれて嘔吐の発生頻度が高まるとされており、心原性嘔吐（cardiogenic vomiting）といわれる。心筋梗塞に伴う嘔吐の多くはSTEMIの場合にみられるなどから、メカニズムとして脳血流低下だけでなく、心室筋の内膜側に起源をもつ迷走神経反射（Bezold-Jarish反射）の関与も疑われている。

Step 4

2. 歯　痛

　心筋梗塞の傷病者が歯痛・下顎痛を訴えることがある。迷走神経経由で伝わっ
てきた心筋の内臓痛が、延髄のレベルで三叉神経(下顎の感覚を担当する)の脊
髄路核に"漏電"することが原因らしい。関連痛が出現したというだけのこと
なので、必ずしも重症というわけではない。

3.　倦怠感

　(困ったことに)**正解**。ショックが進行して心拍出量が減少すると、傷病者は
倦怠感を訴えることがある。身の置きどころがないなどと訴える。やばい徴候
である。

4.　顔面蒼白

　(さらに困ったことに)**正解**。いわゆるショックの徴候である。心原性ショッ
クをきたしたことを反映している可能性がある。

5.　上肢への放散痛

　心筋梗塞の傷病者が上肢の痛みを訴えることがある。心筋の内臓痛の一部は、
交感神経を通って脊髄経由で中枢に伝えられる。この交感神経は下部頸髄〜上
部胸髄に由来する。痛みの刺激はこれを逆行して脊髄に入るが、この部位で上
腕(主に内側)の感覚神経(C8、T1)に"漏電"することが原因らしい。歯痛と
同じく、単に関連痛の存在を示すだけのことなので、必ずしも重症というわけ
ではない。

　困った。「1つ選べ」といわれているのに、3つも選んでしまった。C問題だ
から1問たりとも落としたくないというのに。
　厚生労働省の発表では正解は「4. 顔面蒼白」となっている。これはこれでわ
かる。顔面蒼白はショック(心拍出量減少)を示している可能性があるのだから。
しかし、「1. 嘔吐」と「3. 倦怠感」はどうなんだろう？　市販の解説本でも正解
は「4. 顔面蒼白」となっている。どの解説も自信満々で、なんの迷いも感じさ
せない。STEMIを疑っている患者がゲロゲロやり始めたり、しんどい、きつ

いと訴え始めたときに、やばいと感じない医療従事者がいるとは思えないのだが…。

慌てて文献を漁ってみたところ、「1.嘔吐」については複数の文献が得られた。いずれも嘔吐と重症度の関連を示している。

・Impact of Cardiogenic Vomiting in Patients with STEMI: A Study From China. DOI: 10.12659/MSM.895451

・Nausea and vomiting during acute myocardial infarction and its relation to infarct size and location. DOI: 10.1016/0002-9149(87)90976-3.

・Vomiting as a diagnostic aid in acute ischaemic cardiac pain. DOI: 10.1136/bmj.281.6241.636.

「3.倦怠感」と STEMI の関係に関する論文を見つけることはできなかった。嘔吐に関する上記の文献も古いものが多い。心エコーや血液検査で重症度を客観的かつ容易に評価できる現代の医療で、嘔吐や倦怠感など、なんとなく頼りない情報と重症度を関連づけるような研究が少ないのは当然かもしれない。

ということで、この問題、筆者にはわからない。わからないので解説できない。お詫びに"参考"を読んで頂きたい。

Bezold-Jarish 反射

　Bezold-Jarish(B-J)反射のことを聞いたことのある人はそう多くないと思う。あまり有名ではないが、実はいろいろなところで悪さをしている。立ちっぱなしの朝礼で校長先生のありがたいお話を聞いていたら、誰かが気を失って倒れた（俗に"貧血を起こした"、正式には「血管迷走神経反射による失神」という）。大動脈弁狭窄症の患者が歩き始めた途端、失神した。心筋梗塞で血圧も非常に低いのに、なぜか徐脈である。重症の出血性ショックの傷病者の血圧が下がり続け、心拍数は上がり続けていたのに、あるとき突然、脈拍数が急激に下がり始めたと思ったらあっという間に心静止になった。

　これらはすべてB-J反射の仕業である。B-J反射とは本来、心筋が過度に収縮して、心筋自体を傷つけてしまうような事態を防止するための反射である。左心室（特に下壁部分）の内膜側に圧力センサーがあって、このセンサーに一定以上の圧力が加わると迷走神経の緊張と交感神経の抑制が起こる。その結果、徐脈と血管拡張、血圧低下が起こる。動力機関でいうところの圧力逃し弁に近い機能をもつ。

　朝礼などで長時間の立位が続くと、血液は下半身に貯留する。静脈還流が減少するので心拍出量や血圧が下がる。身体は交感神経を緊張させて、下半身の血液貯留を防いだり、心拍数を上げたり、心筋収縮力を強くしたりで対抗する。それでも十分な静脈還流が維持できない場合、収縮期の左心室の中身（心室腔内の血液）はほとんどゼロになり、心室の壁同士が接触して心室筋内膜の圧力センサーに強い力が加わる。そうするとB-J反射が起動され、徐脈と血管拡張が急激に起こって失神する。

　大動脈弁狭窄症の患者では、そもそも収縮期の左心室内圧と大動脈圧に較差がある。例えば、収縮期の左心室内圧は160mmHgまで上がっているのに、大動脈では120mmHgしかない。大動脈と左心室の間が極端に狭くなっているわけだから、特に不思議ではない。このような患者が

運動を始めると、それに応じた心拍出量が必要となるので、心臓はますます頑張る。すると大動脈弁が狭窄しているので、例えば左心室内圧は250mmHg で、大動脈圧は 160mmHg という事態が起こる。これが極端になると左室内圧が高過ぎることが検出されて B-J 反射が起動され、患者は急激な徐脈と低血圧で失神する。

　出血性ショックが制御できずに心停止に至る場合、非常に高かった心拍数が、ある時突然に徐脈化して、あっという間に心静止あるいは極端な徐脈になるという症例を経験した人は少なくないと思う。これも最後の最後に空っぽになってしまった左心室から B-J 反射が起動された結果である。

　心筋梗塞では、心筋の虚血によって(圧力とは関係なく)B-J 反射の圧力センサーが刺激されて副交感神経の緊張が起こることがある。「Step3-1」でみた下壁梗塞が徐脈だったのは、この B-J 反射のせいかもしれない。心筋梗塞の虚血領域が広くなればなるほど(つまり重症化すればするほど)、虚血によって圧力センサーが刺激されて B-J 反射による副交感神経の緊張が起こる可能性が高くなる。そして、副交感神経の緊張は悪心・嘔吐という症候につながる。すなわち、

　　「広範囲梗塞 ⇨ B-J 反射 ⇨ 悪心・嘔吐」

の関連がある。すなわち心原性嘔吐(cardiogenic vomiting)である。そう考えれば、「Step 4-20」の症例で嘔吐の出現が重症であることを示唆することを納得してもらえるのではないだろうか。

救命救急士国家試験対策
"なるほど納得" 状況設定問題②
胸痛・呼吸困難完全マスター
ISBN978-4-907095-93-2　C3047

令和 6 年 10 月 10 日　発行

編　著————畑　中　哲　生
発 行 者————山　本　美　惠　子
印 刷 所————株式会社 真　興　社
発 行 所————株式会社 ぱーそん書房
〒101-0062 東京都千代田区神田駿河台 2-4-4（5F）
電話（03）5283-7009（代表）/Fax（03）5283-7010

Printed in Japan　　　　　　　　　ⒸHATANAKA Tetsuo, 2024

・本書の複製権・翻訳権・上映権・譲渡権・公衆送信権（送信可能化権を含む）は
　株式会社ぱーそん書房が保有します．
・**JCOPY** ＜出版者著作権管理機構 委託出版物＞
　本書の無断複製は著作権法上での例外を除き禁じられています．複製される場
　合には，その都度事前に出版者著作権管理機構（電話 03-5244-5088，FAX 03-
　5244-5089，e-mail：info@jcopy.or.jp）の許諾を得て下さい．

好評書！！

CD問題に強くなろう！

救急救命士国家試験対策
ロジックで解く状況設定問題❶

腹痛・背部痛
完全マスター

- ●国家試験対策 必携書!!
- ●ロジカルシンキングでスキルアップ!!

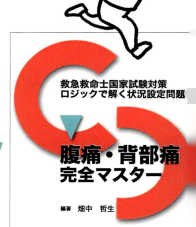

[編　著] 畑中　哲生
[発行年] 2024 年 2 月 1 日
[分　類] 救命・救急医学
[仕　様] B5 判　本文 85 頁
[定　価] 1,980 円（税込）
[ＩＳＢＮ] 978-4-907095-86-4

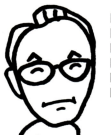

Let's logical thinking!